Alimentazione Sportiva

Guida completa su come ottimizzare l'alimentazione per aumentare la massa muscolare, ridurre il grasso corporeo e migliorare le prestazioni

Alessandro Rinaldi

Fare clic qui per immettere testo.

Fare clic qui per immettere testo.

Sommario

Fare clic qui per immettere testo.

Introduzione

L'alimentazione è uno dei pilastri fondamentali per il successo sportivo. Che tu sia un atleta professionista, un appassionato di fitness o qualcuno che cerca di migliorare le proprie prestazioni, capire come nutrire il tuo corpo in modo efficace è essenziale per raggiungere i tuoi obiettivi. Il cibo che scegli di consumare non è solo una fonte di energia; è il carburante che guida il tuo allenamento, stimola la tua crescita muscolare, favorisce il recupero e, in ultima analisi, ti permette di ottimizzare ogni aspetto della tua performance fisica.

In questo libro, "Alimentazione Sportiva: Guida Completa su Come Ottimizzare l'Alimentazione per Aumentare la Massa Muscolare, Ridurre il Grasso Corporeo e Migliorare le Prestazioni", troverai una panoramica completa e dettagliata su come strutturare una dieta sportiva su misura per te. Che il tuo obiettivo sia quello di costruire massa muscolare, ridurre il grasso corporeo o migliorare la tua resistenza, ogni capitolo ti guiderà passo dopo passo verso una comprensione approfondita dei principi nutrizionali più avanzati e delle strategie pratiche per applicarli nella tua vita quotidiana.

Fare clic qui per immettere testo.

Perché l'alimentazione sportiva è fondamentale

Molti atleti e appassionati di fitness si concentrano solo sull'allenamento fisico, dimenticando che una corretta alimentazione può fare la differenza tra il raggiungere il massimo potenziale o stagnare nei progressi. Un piano alimentare mirato e personalizzato non solo fornisce l'energia necessaria per sostenere allenamenti intensi, ma gioca anche un ruolo cruciale nel recupero post-allenamento, nella prevenzione degli infortuni e nel miglioramento generale delle prestazioni. Inoltre, attraverso una dieta ben bilanciata, è possibile manipolare il proprio metabolismo per ottenere risultati specifici, come aumentare la massa muscolare o ridurre il grasso corporeo.

Fare clic qui per immettere testo.

A chi è rivolto questo libro

Questa guida è rivolta a un pubblico ampio, inclusi:

Atleti di alto livello che desiderano perfezionare le loro abitudini alimentari per raggiungere il massimo delle prestazioni.

Appassionati di fitness che vogliono massimizzare i risultati in palestra e comprendere come l'alimentazione possa influire sui loro progressi.

Coach e personal trainer che cercano uno strumento pratico e completo per supportare i propri clienti nella gestione della dieta sportiva.

Principianti che vogliono capire come il cibo influenzi il loro corpo e come strutturare una dieta che li aiuti a raggiungere i loro obiettivi di fitness.

Fare clic qui per immettere testo.

Cosa aspettarsi da questa guida

Ogni capitolo è stato progettato per fornirti non solo la teoria dietro l'alimentazione sportiva, ma anche soluzioni pratiche, esempi di piani alimentari e suggerimenti concreti da applicare immediatamente. Nei dieci capitoli che seguono, esplorerai:

I fondamenti della nutrizione sportiva, incluso il ruolo di proteine, carboidrati, grassi e micronutrienti nel supportare le prestazioni.

Strategie dettagliate per aumentare la massa muscolare, ridurre il grasso corporeo e migliorare le prestazioni di resistenza e forza.

Come adattare la tua alimentazione pre e post-allenamento per massimizzare i risultati e accelerare il recupero.

Fare clic qui per immettere testo.

L'importanza degli integratori sportivi, come proteine in polvere, creatina e aminoacidi, e come usarli correttamente.

Esempi concreti di piani alimentari personalizzati per diverse discipline sportive, dall'atletica alla forza, dalla resistenza agli sport misti.

Questo libro ti fornirà tutte le conoscenze necessarie per prendere il controllo della tua alimentazione sportiva, basandoti su solide basi scientifiche ma anche su soluzioni pratiche applicabili alla vita di tutti i giorni.

Fare clic qui per immettere testo.

Un approccio personalizzato

Ogni atleta è unico, e la stessa cosa vale per l'alimentazione. Non esiste un'unica dieta adatta a tutti, ma esistono linee guida universali che possono essere personalizzate in base alle necessità individuali. Questa guida ti aiuterà a comprendere come adattare le strategie alimentari ai tuoi obiettivi, che tu stia cercando di eccellere in una competizione, di migliorare il tuo aspetto fisico o di sentirti più in forma nella vita quotidiana.

Preparati a scoprire come l'alimentazione sportiva può trasformare non solo il tuo corpo, ma anche la tua capacità di perforare al massimo livello. Buona lettura, e soprattutto, buon viaggio verso il raggiungimento dei tuoi obiettivi attraverso il potere della nutrizione.

Fare clic qui per immettere testo.

Capitolo 1: Fondamenti dell'Alimentazione Sportiva

1: La scienza della nutrizione sportiva

La nutrizione sportiva è una disciplina che studia come I nutrienti influenzano le prestazioni fisiche e il recupero. Essa si basa su concetti fondamentali della biologia e della chimica, e il suo obiettivo principale è ottimizzare l'efficienza del corpo umano durante l'esercizio fisico, massimizzando le prestazioni e accelerando il recupero post-allenamento.

Una delle funzioni primarie della nutrizione è fornire l'energia necessaria per sostenere le attività fisiche, che siano a bassa intensità come una camminata, o ad alta intensità come il sollevamento pesi o una maratona. L'energia proviene dai nutrienti contenuti negli alimenti che consumiamo, in particolare dai carboidrati, dai grassi e dalle proteine. Il corpo li metabolizza e li trasforma in energia attraverso processi biochimici complessi come la glicolisi e il ciclo di Krebs, che

Fare clic qui per immettere testo.

forniscono l'ATP (adenosina trifosfato), la "moneta energetica" delle cellule.

Oltre a fornire energia, la nutrizione è cruciale per la riparazione e la crescita dei tessuti muscolari. Dopo un allenamento intenso, le fibre muscolari subiscono piccoli danni. Proteine e aminoacidi sono essenziali per riparare questi danni, promuovendo la sintesi proteica muscolare, che è alla base della crescita muscolare. Il tempismo con cui vengono consumati I nutrienti è particolarmente importante: ad esempio, consumare proteine entro un'ora dall'allenamento può accelerare la sintesi proteica e migliorare il recupero.

La digestione e l'assorbimento dei nutrienti sono processi chiave nella nutrizione sportiva. Durante la digestione, il cibo viene scomposto in molecole più semplici (zuccheri semplici, aminoacidi, acidi grassi) che possono essere assorbite nel flusso sanguigno e trasportate alle cellule muscolari e ad altri organi. Questo processo è influenzato dal tipo di alimenti consumati e dal momento in cui vengono ingeriti. Ad esempio, I carboidrati semplici vengono digeriti rapidamente e possono fornire energia immediata durante o dopo l'allenamento, mentre I carboidrati

Fare clic qui per immettere testo.

complessi rilasciano energia in modo più lento e costante, risultando utili per la fase pre-allenamento.

Il timing dei pasti è essenziale per migliorare le prestazioni sportive. Consumare I nutrienti giusti al momento giusto può ottimizzare l'energia disponibile durante l'esercizio fisico, ridurre l'affaticamento e favorire un recupero più rapido. Ad esempio, un pasto pre-allenamento a base di carboidrati complessi fornisce energia duratura, mentre uno spuntino post-allenamento ricco di proteine favorisce la riparazione muscolare. In conclusione, la scienza della nutrizione sportiva è un campo in continua evoluzione, e comprendere I processi dietro la digestione, l'assorbimento e il timing dei nutrienti è essenziale per ottenere risultati ottimali nelle prestazioni atletiche.

2: Macronutrienti e micronutrienti

I macronutrienti e I micronutrienti sono componenti essenziali della nutrizione che svolgono ruoli vitali nelle prestazioni sportive e nel recupero. I macronutrienti,

Fare clic qui per immettere testo.

costituiti da carboidrati, proteine e grassi, forniscono l'energia e I materiali di cui il corpo ha bisogno per funzionare. I micronutrienti, come vitamine e minerali, non forniscono energia ma sono fondamentali per il metabolismo, la salute cellulare e il funzionamento del sistema immunitario.

I carboidrati sono il carburante primario per le attività fisiche di alta intensità. Quando consumati, vengono convertiti in glucosio, che può essere utilizzato immediatamente per produrre energia o immagazzinato come glicogeno nei muscoli e nel fegato per un uso successivo. Un'adeguata riserva di glicogeno è cruciale per sostenere prestazioni ad alta intensità e resistenza prolungata. Esistono carboidrati semplici e complessi, e ciascun tipo ha un ruolo specifico. I carboidrati semplici, come lo zucchero, forniscono energia rapida, mentre quelli complessi, come I cereali integrali, rilasciano energia più lentamente.

Le proteine sono fondamentali per la crescita e la riparazione dei tessuti muscolari. Sono costituite da aminoacidi, alcuni dei quali sono essenziali e devono essere ottenuti tramite la dieta. Durante l'esercizio fisico, le fibre muscolari si danneggiano e hanno bisogno di proteine per ripararsi e crescere più forti.

Fare clic qui per immettere testo.

Fonti di proteine complete, come carne, pesce, uova e latticini, contengono tutti gli aminoacidi essenziali, mentre le proteine vegetali possono essere combinate per ottenere lo stesso effetto.

I grassi svolgono un ruolo chiave nella nutrizione sportiva, in quanto sono una fonte di energia concentrata e sono utilizzati principalmente durante l'attività a bassa intensità e di lunga durata. I grassi sani, come quelli presenti in noci, semi, pesce e olio d'oliva, forniscono acidi grassi essenziali e contribuiscono alla salute ormonale e cellulare.

I micronutrienti, come le vitamine (A, C, D, E, K e quelle del gruppo B) e I minerali (ferro, calcio, magnesio, sodio, potassio), svolgono ruoli vitali nel corpo. Ad esempio, la vitamina D è essenziale per la salute ossea e la forza muscolare, mentre il ferro è cruciale per il trasporto di ossigeno nel sangue. Una carenza di micronutrienti può ridurre le prestazioni e compromettere il recupero, rendendo essenziale una dieta equilibrata.

Fare clic qui per immettere testo.

Combinando macronutrienti e micronutrienti in proporzioni adeguate, gli atleti possono ottenere il massimo dalle loro prestazioni, promuovendo allo stesso tempo il benessere generale e prevenendo carenze o squilibri.

3: Fabbisogno calorico

Calcolare il fabbisogno calorico giornaliero è fondamentale per sviluppare un piano alimentare adatto alle esigenze di un atleta. Il fabbisogno calorico varia da persona a persona e dipende da diversi fattori, tra cui il metabolismo basale, l'attività fisica quotidiana, l'età, il sesso, il peso e gli obiettivi sportivi.

Il metabolismo basale (BMR) è la quantità di energia che il corpo consuma a riposo per mantenere le funzioni vitali come la respirazione, la circolazione sanguigna e la regolazione della temperatura corporea. Questo valore costituisce circa il 60-75% del dispendio

Fare clic qui per immettere testo.

energetico totale. Il calcolo del BMR può essere eseguito utilizzando formule standard come quella di Harris-Benedict, che tiene conto di età, peso, altezza e sesso.

Una volta calcolato il BMR, è necessario considerare il livello di attività fisica dell'atleta. Gli atleti che si allenano intensamente più volte al giorno o praticano sport di resistenza avranno un fabbisogno energetico significativamente più elevato rispetto a chi si allena moderatamente. Per determinare il fabbisogno calorico totale, si moltiplica il BMR per un fattore di attività che varia da 1,2 (sedentario) a 2,5 (molto attivo).

Oltre a bilanciare l'energia per mantenere il peso corporeo, il fabbisogno calorico può essere modulato in base agli obiettivi specifici. Gli atleti che desiderano aumentare la massa muscolare devono creare un surplus calorico, consumando più calorie di quante ne bruciano, mentre chi vuole ridurre il grasso corporeo deve creare un deficit calorico. Tuttavia, è importante bilanciare l'apporto calorico con ' nutrienti necessari per garantire che le prestazioni non vengano compromesse.

Fare clic qui per immettere testo.

In conclusione, calcolare correttamente il fabbisogno calorico è essenziale per fornire al corpo il giusto apporto di energia, migliorando così la capacità di allenarsi, recuperare e raggiungere gli obiettivi sportivi prefissati.

4: Il bilancio energetico e il suo impatto

Il bilancio energetico rappresenta la differenza tra l'energia che si consuma attraverso il cibo e quella che si brucia durante l'attività fisica e le funzioni vitali. Questo concetto è centrale nell'alimentazione sportiva, poiché influisce su molti aspetti delle prestazioni e del raggiungimento degli obiettivi fisici. Il bilancio energetico si può trovare in tre stati: equilibrio energetico, surplus energetico, e deficit energetico, ognuno dei quali ha implicazioni diverse per la composizione corporea e le prestazioni atletiche.

Un equilibrio energetico si verifica quando l'apporto calorico è uguale al dispendio energetico. Questo stato è ideale per mantenere il peso corporeo e la massa muscolare esistente. Gli atleti in fase di mantenimento, che non cercano né di aumentare né di perdere peso,

Fare clic qui per immettere testo.

dovrebbero mirare a un equilibrio energetico per sostenere prestazioni ottimali senza fluttuazioni significative nella composizione corporea.

Il surplus energetico, in cui si consumano più calorie di quante ne vengano bruciate, è essenziale per chi desidera aumentare la massa muscolare. Durante il bulking, un atleta crea un ambiente anabolico nel corpo, favorendo la sintesi proteica muscolare e il recupero. Tuttavia, un surplus calorico eccessivo può portare anche a un aumento indesiderato del grasso corporeo. Per questo motivo, è importante che il surplus sia moderato, in genere intorno al 10-20% sopra il fabbisogno calorico giornaliero.

Al contrario, un deficit energetico si verifica quando si bruciano più calorie di quante ne vengano consumate. Questo stato è utile per la perdita di grasso corporeo, un obiettivo comune tra gli atleti che cercano di ridurre il peso senza compromettere la massa muscolare e le prestazioni. Tuttavia, un deficit troppo aggressivo può comportare la perdita di massa muscolare, ridurre le energie e compromettere la capacità di allenarsi intensamente. Per questo motivo, si consiglia un deficit moderato, solitamente intorno al 10-20% sotto il fabbisogno calorico giornaliero, accompagnato da un

Fare clic qui per immettere testo.

apporto proteico adeguato per preservare la massa muscolare.

Il bilancio energetico non riguarda solo le calorie, ma anche la qualità e la distribuzione dei macronutrienti. Ad esempio, una dieta ad alto contenuto proteico può supportare la crescita muscolare durante un surplus, mentre una dieta ricca di carboidrati può fornire l'energia necessaria durante periodi di allenamento intenso anche in deficit. Monitorare il bilancio energetico e apportare aggiustamenti regolari in base ai progressi e agli obiettivi è una strategia fondamentale per ottimizzare la composizione corporea e le prestazioni sportive.

In sintesi, il bilancio energetico influisce direttamente sulla capacità del corpo di aumentare la massa muscolare, ridurre il grasso corporeo e mantenere alte prestazioni. La chiave è trovare l'equilibrio giusto per le proprie esigenze e obiettivi, assicurandosi che le scelte alimentari supportino al meglio il percorso atletico.

Fare clic qui per immettere testo.

5: Idratazione e prestazioni

L'idratazione è uno degli aspetti più sottovalutati, ma più cruciali, della nutrizione sportiva. L'acqua costituisce circa il 60% del peso corporeo ed è essenziale per una vasta gamma di funzioni vitali, tra cui la regolazione della temperatura corporea, il trasporto dei nutrienti alle cellule, l'eliminazione dei rifiuti e la lubrificazione delle articolazioni. Per un atleta, mantenere un'adeguata idratazione è fondamentale per ottimizzare le prestazioni, prevenire la fatica e ridurre il rischio di infortuni.

Quando ci si allena, soprattutto in condizioni di caldo, il corpo perde grandi quantità di liquidi attraverso il sudore. Questa perdita di liquidi può portare a una disidratazione, che compromette direttamente le prestazioni fisiche. Anche una disidratazione del 2% del peso corporeo può ridurre significativamente la capacità di esercizio, mentre perdite superiori possono

Fare clic qui per immettere testo.

avere conseguenze più gravi, come crampi, esaurimento da calore e colpi di calore. Mantenere un'adeguata idratazione aiuta a preservare la funzione cardiaca e muscolare, sostenendo al contempo l'energia e la resistenza durante allenamenti prolungati o intensi.

Un altro aspetto fondamentale dell'idratazione è il bilancio degli elettroliti, che sono minerali essenziali come sodio, potassio, calcio e magnesio. Questi minerali regolano l'equilibrio dei liquidi nel corpo, la contrazione muscolare e la trasmissione nervosa. Durante l'esercizio, il sudore non solo elimina acqua, ma anche elettroliti. Un'adeguata reintegrazione di elettroliti è quindi cruciale per evitare crampi muscolari, disfunzioni nervose e affaticamento. Le bevande sportive, ricche di elettroliti, possono essere utili durante allenamenti intensi o di lunga durata, ma una dieta equilibrata ricca di frutta, verdura e alimenti integrali può fornire anche una base solida per mantenere l'equilibrio elettrolitico.

Inoltre, il timing dell'idratazione è importante. Non si dovrebbe bere solo quando si ha sete, poiché questo segnale può arrivare troppo tardi quando il corpo è già parzialmente disidratato. È consigliabile bere regolarmente durante tutta la giornata e soprattutto

Fare clic qui per immettere testo.

prima, durante e dopo l'attività fisica. Una buona regola è assumere 500-600 ml di acqua due ore prima dell'esercizio, e continuare a bere 150-250 ml ogni 15-20 minuti durante l'attività. Dopo l'esercizio, è essenziale reintegrare I liquidi persi: per ogni chilogrammo di peso corporeo perso durante l'allenamento, si dovrebbe bere circa 1,5 litri di acqua o bevande elettrolitiche.

In sintesi, l'idratazione è fondamentale non solo per mantenere le prestazioni durante l'esercizio, ma anche per sostenere la salute generale e il recupero. Un atleta ben idratato avrà una maggiore resistenza, un recupero più rapido e un minor rischio di lesioni. Un piano di idratazione personalizzato, che tenga conto della durata, dell'intensità e delle condizioni ambientali dell'allenamento, è essenziale per raggiungere prestazioni ottimali.

Fare clic qui per immettere testo.

Capitolo 2: Alimentazione per l'Aumento della Massa Muscolare

1: Strategie nutrizionali per la crescita muscolare

Per aumentare la massa muscolare, l'alimentazione svolge un ruolo centrale nel promuovere la sintesi proteica e massimizzare il recupero muscolare. Il processo di crescita muscolare avviene attraverso la riparazione delle fibre muscolari danneggiate durante l'allenamento di resistenza, come il sollevamento pesi, e l'apporto nutrizionale gioca un ruolo fondamentale in questo processo.

Uno degli aspetti più importanti è l'apporto proteico ottimale. Le proteine sono composte da aminoacidi, che sono I mattoni fondamentali del muscolo. Per stimolare la sintesi proteica muscolare, un atleta deve consumare un quantitativo adeguato di proteine quotidianamente. Generalmente, si raccomanda

Fare clic qui per immettere testo.

un'assunzione proteica di circa 1,6-2,2 grammi per chilogrammo di peso corporeo per chi desidera aumentare la massa muscolare. Questa quantità può variare in base all'intensità degli allenamenti, all'età e al sesso. Gli atleti avanzati o professionisti potrebbero necessitare di un apporto leggermente superiore.

Oltre alla quantità, il timing dei pasti è essenziale per promuovere la crescita muscolare. La ricerca suggerisce che consumare proteine immediatamente dopo un allenamento o entro le prime due ore massimizza la sintesi proteica muscolare. Questo periodo è comunemente noto come finestra anabolica, durante la quale il corpo è particolarmente ricettivo ai nutrienti. Un pasto post-allenamento ideale dovrebbe contenere circa 20-40 grammi di proteine, a seconda del peso e del livello dell'atleta, insieme a carboidrati per ripristinare le riserve di glicogeno muscolare.

Anche I carboidrati giocano un ruolo chiave, poiché forniscono l'energia necessaria per allenamenti intensi e aiutano a preservare le proteine muscolari dall'essere utilizzate come fonte di energia. Integrare una giusta quantità di carboidrati complessi, come riso integrale, patate dolci e quinoa, permette agli atleti di mantenere livelli energetici costanti durante la giornata.

Fare clic qui per immettere testo.

Un altro fattore rilevante è la suddivisione dell'apporto proteico durante il giorno. Piuttosto che consumare una grande quantità di proteine in un unico pasto, è preferibile distribuire l'assunzione proteica in più pasti regolari, circa 4-6 al giorno. Questo approccio mantiene attiva la sintesi proteica muscolare per tutta la giornata e favorisce il recupero tra un allenamento e l'altro.

Infine, l'idratazione è essenziale, poiché l'acqua sostiene la sintesi proteica e il metabolismo. Un atleta ben idratato sarà in grado di sostenere sessioni di allenamento più lunghe e recuperare più rapidamente.

2: Surplus calorico controllato

Per promuovere l'aumento della massa muscolare, uno degli approcci più efficaci è creare un surplus calorico controllato. Questo significa consumare più calorie di quelle che si bruciano giornalmente, fornendo così al corpo l'energia necessaria per costruire nuovi tessuti

Fare clic qui per immettere testo.

muscolari. Tuttavia, la gestione del surplus calorico deve essere attentamente bilanciata per evitare un accumulo eccessivo di grasso corporeo.

Un surplus calorico ottimale per la crescita muscolare dovrebbe essere moderato, in genere di circa 200-500 calorie al giorno sopra il fabbisogno energetico di mantenimento. Un aumento calorico eccessivo potrebbe portare a un rapido accumulo di grasso corporeo, compromettendo la composizione corporea. D'altra parte, un surplus troppo limitato potrebbe non fornire l'energia sufficiente per massimizzare la crescita muscolare, rendendo più difficile ottenere risultati significativi.

Per determinare il surplus calorico ideale, è fondamentale conoscere il fabbisogno energetico di mantenimento, che si basa sul metabolismo basale (BMR) e sul livello di attività fisica. Questo può essere calcolato utilizzando formule come quella di Harris-Benedict, che considera fattori come peso, altezza, età e livello di attività fisica.

Fare clic qui per immettere testo.

Una volta stabilito il surplus calorico, è importante che le calorie aggiuntive provengano da fonti di alta qualità. Il bilancio tra I macronutrienti gioca un ruolo cruciale. Un surplus calorico dovrebbe essere costituito principalmente da carboidrati complessi e proteine di alta qualità, con una moderata quantità di grassi sani. I carboidrati, come abbiamo visto, sono essenziali per mantenere alti I livelli di energia durante gli allenamenti, mentre le proteine forniscono gli aminoacidi necessari per la riparazione e la crescita muscolare. I grassi, soprattutto quelli insaturi, sono importanti per il mantenimento della salute ormonale e cellulare, ma dovrebbero essere consumati con moderazione.

Un'altra considerazione fondamentale è la modulazione del surplus calorico in base ai progressi individuali. Se un atleta nota un aumento eccessivo di grasso corporeo, può essere utile ridurre leggermente il surplus o aumentare il dispendio calorico attraverso un maggiore volume di allenamento. In alternativa, se I guadagni muscolari sono inferiori alle aspettative, potrebbe essere necessario aumentare leggermente l'apporto calorico.

In conclusione, gestire un surplus calorico controllato è una strategia fondamentale per promuovere la

Fare clic qui per immettere testo.

crescita muscolare senza compromettere la composizione corporea. Un equilibrio attento tra calorie, macronutrienti e monitoraggio dei progressi è la chiave per massimizzare I risultati nel lungo termine.

3: Qualità delle proteine

La qualità delle proteine che un atleta consuma può fare una grande differenza nella capacità del corpo di costruire muscolo. Le proteine si suddividono in due categorie principali: animali e vegetali, e ognuna di esse ha vantaggi e svantaggi specifici per la crescita muscolare.

Le proteine animali sono generalmente considerate di alta qualità perché sono proteine complete, ossia contengono tutti gli aminoacidi essenziali necessari per la sintesi proteica muscolare. Tra le fonti animali più comuni troviamo carne, pesce, uova e latticini. Questi alimenti non solo sono ricchi di proteine, ma contengono anche elevate quantità di leucina, l'aminoacido a catena ramificata (BCAA) più

Fare clic qui per immettere testo.

importante per innescare la sintesi proteica muscolare. Consumare 20-30 grammi di proteine animali in un pasto, come pollo o manzo magro, fornisce tutti gli aminoacidi necessari per sostenere la crescita muscolare.

Le proteine vegetali, al contrario, possono essere incomplete, il che significa che potrebbero mancare di uno o più aminoacidi essenziali. Tuttavia, combinando diverse fonti vegetali, come legumi, cereali integrali, noci e semi, è possibile ottenere un profilo aminoacidico completo. Un esempio classico è combinare riso e fagioli, che insieme forniscono tutti gli aminoacidi essenziali. Le proteine vegetali possono essere una scelta eccellente per gli atleti che seguono una dieta vegetariana o vegana, ma è importante prestare attenzione alla varietà e alla qualità delle fonti proteiche per garantire un apporto adeguato di aminoacidi.

In termini di digeribilità, le proteine animali tendono ad essere più facilmente assorbite e utilizzate dal corpo rispetto alle proteine vegetali. Tuttavia, alcune proteine vegetali, come la soia e la quinoa, sono complete e di alta qualità, rendendole eccellenti alternative per chi segue una dieta a base vegetale.

Fare clic qui per immettere testo.

Una questione importante da considerare è l'indice di assorbimento delle proteine, noto come PDCAAS (Protein Digestibility Corrected Amino Acid Score), che misura quanto bene una proteina può essere utilizzata dal corpo. Le proteine animali come uova e latte hanno punteggi PDCAAS elevati (vicini a 1), mentre le proteine vegetali come piselli e fagioli hanno punteggi leggermente inferiori. Tuttavia, con un'adeguata combinazione di fonti vegetali, è possibile raggiungere lo stesso livello di efficacia delle proteine animali.

In conclusione, la qualità delle proteine, che siano animali o vegetali, è cruciale per promuovere la crescita muscolare. Gli atleti dovrebbero mirare a includere una varietà di fonti proteiche di alta qualità nella loro dieta, garantendo un apporto adeguato di aminoacidi essenziali per sostenere la sintesi proteica muscolare.

Fare clic qui per immettere testo.

4: Frequenza dei pasti e stimolazione della sintesi proteica

La frequenza dei pasti è un altro fattore essenziale per massimizzare la crescita muscolare. Mentre l'apporto calorico e il bilancio dei macronutrienti sono fondamentali, il modo in cui questi nutrienti vengono distribuiti durante la giornata può influenzare significativamente la sintesi proteica muscolare. Il concetto chiave è che la sintesi proteica muscolare (MPS) viene stimolata ogni volta che consumiamo una quantità adeguata di proteine, specialmente quelle ricche di leucina, e questo effetto dura solo per un periodo limitato di tempo.

Studi hanno dimostrato che consumare porzioni di proteine ben distribuite durante la giornata è più efficace per promuovere la sintesi proteica muscolare rispetto al consumo di grandi quantità di proteine in pochi pasti. In particolare, si raccomanda di consumare 20-40 grammi di proteine per pasto, distribuiti in 4-6 pasti giornalieri. Questo aiuta a mantenere attiva la sintesi proteica muscolare durante tutto il giorno, sostenendo la crescita muscolare e il recupero.

Fare clic qui per immettere testo.

Una delle ragioni per cui la distribuzione delle proteine è importante è che il corpo ha un limite sulla quantità di proteine che può utilizzare per la sintesi muscolare in un singolo pasto. Consumare più di 40 grammi di proteine in una volta sola potrebbe non fornire ulteriori benefici per la crescita muscolare e potrebbe semplicemente essere utilizzato per scopi energetici o eliminato dal corpo. Distribuendo le proteine in più pasti, si evita questo spreco e si garantisce che il muscolo riceva costantemente gli aminoacidi di cui ha bisogno per crescere e ripararsi.

Un'altra considerazione è il timing dei pasti in relazione all'allenamento. Consumare un pasto proteico prima e dopo l'allenamento può ottimizzare la sintesi proteica muscolare. Il pasto pre-allenamento aiuta a prevenire la degradazione muscolare durante l'esercizio, mentre il pasto post-allenamento stimola la sintesi proteica e accelera il recupero. Il pasto post-allenamento dovrebbe includere sia proteine che carboidrati, poiché I carboidrati aiutano a ripristinare le riserve di glicogeno muscolare esaurite durante l'esercizio.

La caseina, una proteina a digestione lenta presente nei latticini, può essere particolarmente utile se consumata prima di andare a letto. Durante il sonno, il corpo entra

Fare clic qui per immettere testo.

in uno stato di digiuno, e la caseina rilascia aminoacidi in modo graduale, sostenendo la sintesi proteica muscolare durante la notte. Questo può aiutare a prevenire la degradazione muscolare e supportare la crescita.

In conclusione, la frequenza dei pasti e la distribuzione delle proteine durante la giornata sono elementi cruciali per massimizzare la sintesi proteica muscolare e promuovere la crescita. Gli atleti dovrebbero cercare di consumare pasti regolari, con un adeguato apporto proteico, per mantenere attiva la sintesi muscolare e supportare il recupero tra un allenamento e l'altro.

5: Supplementazione per la crescita muscolare

La Supplementazione può svolgere un ruolo importante nel sostenere la crescita muscolare, soprattutto per gli atleti che cercano di ottimizzare il loro regime nutrizionale. Sebbene sia possibile soddisfare tutte le esigenze nutrizionali attraverso una

Fare clic qui per immettere testo.

dieta equilibrata, gli integratori offrono una soluzione conveniente e concentrata per aumentare l'apporto di nutrienti chiave. Tra gli integratori più popolari e studiati per la crescita muscolare ci sono le proteine in polvere, la creatina e gli aminoacidi a catena ramificata (BCAA).

Le proteine in polvere sono probabilmente l'integratore più utilizzato dagli atleti che cercano di aumentare la massa muscolare. Le proteine del siero del latte (whey Protein) sono particolarmente apprezzate per la loro rapida digeribilità e l'alto contenuto di leucina, che stimola la sintesi proteica muscolare. La whey viene assorbita rapidamente nel corpo, rendendola ideale per il consumo post-allenamento, quando il corpo ha bisogno di aminoacidi per iniziare il processo di riparazione muscolare. Anche le proteine di caseina sono ampiamente utilizzate, ma poiché vengono digerite più lentamente, sono spesso consigliate prima di andare a letto per sostenere il rilascio graduale di aminoacidi durante la notte.

La creatina è uno degli integratori più efficaci per aumentare la forza e la massa muscolare. Agisce aumentando i livelli di fosfocreatina nei muscoli, che viene utilizzata per produrre ATP, la principale fonte di

Fare clic qui per immettere testo.

energia durante esercizi brevi e intensi. L'integrazione con creatina è stata dimostrata in numerosi studi per aumentare la forza, migliorare le prestazioni negli esercizi di resistenza e promuovere una maggiore crescita muscolare. La creatina monoidrato è la forma più studiata e raccomandata, ed è solitamente assunta in dosi di 3-5 grammi al giorno.

Gli aminoacidi a catena ramificata (BCAA), che includono leucina, isoleucina e valina, sono particolarmente utili per la crescita muscolare poiché stimolano direttamente la sintesi proteica e aiutano a ridurre la degradazione muscolare durante l'esercizio. La leucina è l'aminoacido più potente in questo senso, ed è stato dimostrato che attiva il meccanismo mTOR, che regola la crescita muscolare. Gli integratori di BCAA sono spesso utilizzati durante gli allenamenti per prevenire il catabolismo muscolare e sostenere l'energia.

Altri integratori che possono supportare la crescita muscolare includono gli acidi grassi omega-3, che aiutano a ridurre l'infiammazione e migliorare il recupero, e la beta-alanina, che può migliorare le prestazioni negli esercizi ad alta intensità.

Fare clic qui per immettere testo.

Gli integratori multivitaminici e di minerali possono anche essere utili per assicurarsi che il corpo abbia tutti i micronutrienti necessari per funzionare al meglio e sostenere la crescita muscolare.

Tuttavia, è importante ricordare che gli integratori non possono sostituire una dieta equilibrata e ben strutturata. Dovrebbero essere utilizzati come supporto per soddisfare le esigenze nutrizionali, ma il focus principale dovrebbe rimanere su una dieta ricca di cibi integrali e nutrienti. Prima di introdurre nuovi integratori, è consigliabile consultare un nutrizionista o un professionista della salute per garantire che siano appropriati per le esigenze individuali e che siano utilizzati in modo sicuro.

In sintesi, gli integratori come le proteine in polvere, la creatina e i BCAA possono essere strumenti efficaci per ottimizzare la crescita muscolare, ma dovrebbero essere utilizzati come complemento a una dieta equilibrata e a un programma di allenamento ben strutturato.

Fare clic qui per immettere testo.

Questo conclude il **Capitolo 2: Alimentazione per l'Aumento della Massa Muscolare,** che fornisce una panoramica completa delle strategie nutrizionali e degli integratori utili per promuovere la crescita muscolare. Nei capitoli successivi, esploreremo come adattare l'alimentazione per obiettivi specifici, come la riduzione del grasso corporeo e il miglioramento delle prestazioni atletiche.

Fare clic qui per immettere testo.

Capitolo 3: Nutrizione per la perdita di grasso corporeo

La perdita di grasso corporeo è uno degli obiettivi più comuni nel mondo del fitness, sia per gli atleti che per le persone comuni che vogliono migliorare la propria composizione corporea. Raggiungere una riduzione del grasso corporeo in modo sostenibile e senza compromettere la salute o le prestazioni richiede una combinazione di strategie nutrizionali e di allenamento ben pianificate. In questo capitolo, esploreremo cinque elementi chiave per massimizzare la perdita di grasso corporeo, mantenendo al contempo la massa muscolare e ottimizzando l'energia e le prestazioni.

1: Deficit calorico sostenibile

Per perdere grasso corporeo, è essenziale creare un deficit calorico, il che significa che si devono consumare meno calorie di quelle che il corpo brucia quotidianamente. Tuttavia, è importante che questo deficit sia sostenibile nel lungo termine per evitare il

Fare clic qui per immettere testo.

rallentamento metabolico e la perdita di massa muscolare. Un deficit troppo severo può portare a effetti negativi come stanchezza, perdita di massa muscolare, compromissione delle prestazioni atletiche e riduzione della motivazione.

Un deficit calorico sostenibile si aggira intorno al 10-20% delle calorie giornaliere totali, il che consente una perdita di grasso graduale ma costante, riducendo al minimo gli effetti collaterali negativi. Ad esempio, un atleta che consuma 2.500 calorie al giorno potrebbe iniziare con un deficit di 250-500 calorie. Questo approccio permette di mantenere un livello di energia sufficiente per l'allenamento e le attività quotidiane, senza sacrificare la massa muscolare o le prestazioni.

Un altro aspetto importante da considerare è l'adattamento metabolico. Il corpo è molto efficiente nel conservare energia durante I periodi di deficit calorico, il che significa che il tasso metabolico basale può ridursi nel tempo. Per contrastare questo effetto, molte persone scelgono di implementare strategie come I refeed days, giorni in cui si aumentano temporaneamente le calorie, in particolare I carboidrati, per stimolare il metabolismo e mantenere alti I livelli di energia.

Fare clic qui per immettere testo.

2: Preservare la massa muscolare in fase di taglio

Una delle sfide principali durante una fase di perdita di grasso è preservare la massa muscolare. Il rischio di perdita di muscolo aumenta quando si riducono le calorie, ma ci sono diverse strategie che possono aiutare a mantenere I muscoli durante il processo di perdita di peso.

Il primo passo è aumentare l'apporto proteico. Durante una dieta ipocalorica, il corpo tende a scomporre il tessuto muscolare per ottenere aminoacidi, soprattutto se non si consumano abbastanza proteine. Per contrastare questo processo, è consigliabile aumentare l'assunzione di proteine a circa 2-2,5 grammi per chilogrammo di peso corporeo. Questa quantità di proteine aiuterà a preservare la massa muscolare, promuovendo al contempo il recupero post-allenamento.

Fare clic qui per immettere testo.

Inoltre, mantenere un programma di allenamento con I pesi è essenziale per segnalare al corpo che I muscoli sono necessari. L'allenamento di resistenza stimola la sintesi proteica muscolare, il che aiuta a preservare I muscoli anche in condizioni di deficit calorico. Un allenamento ben strutturato dovrebbe includere esercizi composti, come squat e deadlift, che attivano grandi gruppi muscolari e stimolano una maggiore risposta anabolica.

3: Carboidrati in una dieta ipocalorica

Molte persone tendono a ridurre drasticamente I carboidrati quando cercano di perdere grasso, ma questa strategia può compromettere le prestazioni e l'energia durante l'allenamento. I carboidrati sono la principale fonte di energia per gli esercizi ad alta intensità, e una loro riduzione eccessiva può portare a stanchezza, calo delle prestazioni e perdita di massa muscolare.

Invece di eliminare completamente I carboidrati, è importante gestire il loro apporto in modo strategico. Durante una dieta ipocalorica, è possibile ridurre I

Fare clic qui per immettere testo.

carboidrati nelle giornate di riposo o in quelle con allenamenti leggeri, mantenendo un apporto più elevato nei giorni in cui ci si allena intensamente. Questo approccio, noto come carb cycling, permette di ottimizzare le prestazioni durante l'allenamento, mantenendo al contempo il deficit calorico necessario per la perdita di grasso.

È anche consigliabile scegliere carboidrati complessi come riso integrale, patate dolci, quinoa e avena, che forniscono energia stabile e duratura senza causare picchi glicemici. Questi alimenti non solo sostengono l'energia, ma aiutano anche a mantenere la sazietà, riducendo la sensazione di fame durante la giornata.

4: Manipolazione dei grassi per la perdita di peso

I grassi alimentari svolgono un ruolo cruciale nella regolazione ormonale e nella salute generale, quindi è importante non eliminarli completamente dalla dieta anche durante una fase di perdita di grasso. Tuttavia, poiché I grassi forniscono più del doppio delle calorie

Fare clic qui per immettere testo.

rispetto ai carboidrati e alle proteine, la loro quantità deve essere gestita con attenzione.

Per promuovere la perdita di grasso, si consiglia di consumare circa 0,8-1 grammo di grassi per chilogrammo di peso corporeo. È importante includere grassi sani come gli omega-3 (presenti nel pesce grasso, semi di lino e noci) e I grassi monoinsaturi (come l'olio d'oliva e l'avocado), che supportano la salute cardiovascolare e la funzione cerebrale, e contribuiscono al mantenimento di un buon equilibrio ormonale.

I grassi saturi, pur essendo necessari in piccole quantità per la produzione di testosterone, dovrebbero essere limitati, così come I grassi trans, che hanno effetti negativi sulla salute cardiovascolare. La chiave è trovare un equilibrio che permetta di raggiungere l'obiettivo di perdita di grasso senza compromettere la salute o il benessere.

Fare clic qui per immettere testo.

5: Timing dei pasti e controllo dell'appetito

La gestione dell'appetito è una delle sfide principali quando si è in deficit calorico, ma ci sono diverse strategie che possono aiutare a controllare la fame e mantenere il deficit senza eccessive difficoltà.

Una delle strategie più efficaci è il timing ottimale dei pasti. Suddividere l'apporto calorico giornaliero in pasti più piccoli e frequenti può aiutare a mantenere stabili I livelli di zucchero nel sangue e ridurre la sensazione di fame. Consumare pasti ad intervalli regolari, con un focus su alimenti ricchi di proteine e fibre, aiuta a prolungare la sensazione di sazietà.

Anche scegliere alimenti sazianti come verdure fibrose, legumi e proteine magre può contribuire a mantenere il controllo calorico. Questi alimenti richiedono più

Fare clic qui per immettere testo.

tempo per essere digeriti, riducendo il senso di fame tra I pasti. Bere acqua prima dei pasti e includere alimenti ricchi di acqua, come cetrioli e lattuga, può aumentare il volume del cibo senza aggiungere molte calorie.

In conclusione, il timing dei pasti e il consumo di alimenti nutrienti e sazianti sono fondamentali per gestire l'appetito e mantenere la motivazione durante una fase di perdita di grasso.

Questo conclude il **Capitolo 3: Nutrizione per la perdita di grasso corporeo,** che ha fornito strategie pratiche per massimizzare la perdita di grasso mantenendo al contempo la massa muscolare e le prestazioni atletiche. Nei prossimi capitoli esploreremo ulteriori aspetti della nutrizione sportiva per migliorare la composizione corporea e ottimizzare le prestazioni.

Fare clic qui per immettere testo.

Capitolo 4: La nutrizione pre e post-allenamento

La nutrizione prima e dopo l'allenamento è uno dei pilastri fondamentali per migliorare le prestazioni atletiche, massimizzare il recupero e stimolare la crescita muscolare. Ogni fase ha una funzione specifica, dalla preparazione all'attività fisica fino al supporto per il recupero. In questo capitolo esploreremo come ottimizzare l'apporto di nutrienti prima e dopo l'esercizio per ottenere risultati ottimali.

1: Ottimizzazione dell'apporto pre-allenamento

L'alimentazione pre-allenamento gioca un ruolo cruciale nel determinare la qualità della performance fisica. Consumare I nutrienti corretti prima di un allenamento può aiutare a prevenire la fatica muscolare, mantenere alti livelli di energia e migliorare l'intensità dell'esercizio.

Fare clic qui per immettere testo.

L'obiettivo principale di un pasto pre-allenamento è fornire energia immediata e stabile per tutto il workout. I carboidrati complessi sono una delle scelte migliori in questo contesto, poiché vengono digeriti lentamente, rilasciando energia in modo costante. Alimenti come l'avena, il riso integrale, e il pane integrale sono ottimi esempi di carboidrati complessi che possono aiutare a mantenere stabili I livelli di zucchero nel sangue durante l'allenamento.

Accanto ai carboidrati, è utile includere una piccola quantità di proteine, che possono contribuire a preservare I muscoli durante l'attività fisica. Tuttavia, è importante non esagerare con le proteine pre-allenamento, poiché un eccesso di proteine o grassi può rallentare la digestione e causare disagio durante l'esercizio.

In termini di tempistica, il pasto pre-allenamento dovrebbe essere consumato circa 2-3 ore prima dell'attività, per consentire una digestione adeguata e l'assorbimento dei nutrienti. Nei casi in cui l'allenamento sia previsto entro 30-60 minuti dal pasto,

Fare clic qui per immettere testo.

è meglio optare per alimenti facilmente digeribili, come un frutto o uno smoothie proteico.

2: Carboidrati e prestazioni

I carboidrati sono il carburante principale per gli esercizi ad alta intensità, e la loro importanza non può essere sottovalutata nella fase pre-allenamento. Il corpo immagazzina carboidrati sotto forma di glicogeno nei muscoli e nel fegato, e durante l'esercizio fisico, il glicogeno muscolare diventa la fonte primaria di energia.

Consumare carboidrati prima dell'allenamento permette di massimizzare le riserve di glicogeno e aumentare la resistenza durante l'esercizio fisico.

Fare clic qui per immettere testo.

Questo è particolarmente importante per le attività che richiedono sforzi prolungati, come il sollevamento pesi o gli sport di resistenza, dove I livelli di glicogeno possono diminuire rapidamente, portando a fatica precoce e riduzione delle prestazioni.

Oltre ai carboidrati complessi, in alcuni casi può essere utile includere una piccola quantità di carboidrati semplici come frutta, miele o un succo di frutta prima dell'allenamento. Questi carboidrati forniscono un rapido aumento dei livelli di zucchero nel sangue, offrendo energia immediata senza appesantire il sistema digestivo.

Un errore comune è evitare del tutto I carboidrati per paura di aumentare di peso, ma quando si tratta di prestazioni atletiche, I carboidrati sono fondamentali. La loro giusta gestione permette di migliorare la capacità di allenarsi con intensità maggiore e per periodi più lunghi.

Fare clic qui per immettere testo.

3: Proteine pre-allenamento

Le proteine pre-allenamento hanno un ruolo fondamentale nel proteggere la massa muscolare e preparare il corpo allo sforzo fisico. Il consumo di una piccola quantità di proteine prima di allenarsi può aiutare a mantenere un bilancio positivo di aminoacidi nel sangue, riducendo il rischio di catabolismo muscolare.

Le proteine sono costituite da aminoacidi, e uno degli aminoacidi più importanti per l'allenamento è la leucina, che stimola direttamente la sintesi proteica muscolare. Consumare proteine contenenti leucina, come il pollo, il pesce, le uova o un integratore proteico, può dare al corpo la materia prima necessaria per costruire e riparare I muscoli.

Inoltre, consumare proteine a digestione rapida come quelle del siero di latte (whey) prima dell'allenamento può offrire un ulteriore vantaggio. Questi integratori sono facilmente digeribili e rapidamente disponibili per l'organismo, offrendo una protezione muscolare immediata durante l'allenamento. Un apporto di 20-30

Fare clic qui per immettere testo.

grammi di proteine prima dell'esercizio è sufficiente per la maggior parte degli atleti.

4: Nutrizione post-allenamento per il recupero

La fase post-allenamento è cruciale per il recupero muscolare e il ripristino delle riserve energetiche. Dopo un allenamento intenso, il corpo è in uno stato di esaurimento glicogeno e le fibre muscolari possono essere danneggiate. È qui che entra in gioco la nutrizione post-allenamento, il cui obiettivo principale è fornire nutrienti per riparare I tessuti e ricostituire le riserve di glicogeno.

Una combinazione di proteine e carboidrati è fondamentale per il recupero ottimale. Le proteine forniscono gli aminoacidi necessari per la riparazione e la crescita muscolare, mentre I carboidrati sono essenziali per ripristinare il glicogeno muscolare esaurito durante l'esercizio. La quantità di proteine consigliata varia tra 20-40 grammi, a seconda della massa muscolare e dell'intensità dell'allenamento.

Fare clic qui per immettere testo.

I carboidrati post-allenamento devono essere di rapido assorbimento per garantire un rapido ripristino del glicogeno. Alimenti come riso bianco, patate o frutta possono essere ottime scelte, poiché vengono rapidamente digeriti e utilizzati dall'organismo. Una quantità di carboidrati pari a 1-1,5 grammi per chilogrammo di peso corporeo è sufficiente per la maggior parte degli atleti.

5: Finestre anaboliche e timing dei nutrienti

La finestra anabolica è un concetto spesso discusso nel mondo del fitness e si riferisce al periodo di tempo subito dopo l'allenamento in cui il corpo è particolarmente recettivo ai nutrienti. Durante questa finestra, che dura circa 30-60 minuti dopo l'allenamento, il corpo è in grado di assorbire più efficacemente I carboidrati e le proteine, favorendo il recupero muscolare e la sintesi proteica.

Tuttavia, le ricerche più recenti suggeriscono che la finestra anabolica potrebbe essere meno rigida di

Fare clic qui per immettere testo.

quanto si pensasse in passato. Mentre consumare proteine e carboidrati subito dopo l'allenamento è benefico, la tempistica esatta non è così critica, soprattutto se si sono consumati pasti ricchi di proteine prima dell'allenamento.

Detto ciò, per gli atleti che si allenano frequentemente o che vogliono massimizzare il recupero, sfruttare la finestra anabolica può ancora offrire benefici significativi. In particolare, consumare un pasto post-allenamento contenente proteine facilmente digeribili e carboidrati a rapido assorbimento può accelerare il recupero e preparare il corpo per la sessione successiva.

Questo conclude **il Capitolo 4: La nutrizione pre e post-allenamento,** dove abbiamo esaminato strategie essenziali per ottimizzare l'apporto di nutrienti prima e dopo l'esercizio fisico, massimizzando le prestazioni e il recupero muscolare. Nei prossimi capitoli ci concentreremo su altri aspetti chiave della nutrizione sportiva per supportare il miglioramento delle prestazioni e della composizione corporea.

Fare clic qui per immettere testo.

Capitolo 5: Supplementi sportivi essenziali

I supplementi sportivi sono diventati un elemento chiave per molti atleti e appassionati di fitness, non solo per migliorare le prestazioni, ma anche per ottimizzare il recupero e il raggiungimento degli obiettivi fisici. Tuttavia, con la vasta gamma di integratori disponibili, è fondamentale saper distinguere quelli davvero efficaci, comprendere il loro meccanismo d'azione e sapere come utilizzarli correttamente. Questo capitolo fornirà una panoramica dettagliata sui supplementi più popolari e utili per gli atleti.

1: Proteine in polvere

Le proteine in polvere sono uno degli integratori più comuni e utilizzati nel mondo dello sport, sia dagli atleti professionisti che da quelli amatoriali. Il loro principale beneficio risiede nella capacità di fornire una dose

Fare clic qui per immettere testo.

concentrata di proteine, necessarie per la crescita muscolare e il recupero.

Ma non tutte le proteine in polvere sono uguali: esistono diverse tipologie, ciascuna con caratteristiche specifiche.

La whey Protein (proteina del siero del latte) è probabilmente la forma più conosciuta e apprezzata. È una proteina a rapida digestione, ricca di aminoacidi essenziali e con un alto contenuto di leucina, un aminoacido chiave per stimolare la sintesi proteica muscolare. La sua rapida assimilazione la rende ideale per il post-allenamento, quando il corpo ha bisogno di nutrienti immediatamente disponibili per il recupero e la ricostruzione muscolare.

Un'altra forma di proteina comune è la caseina, anch'essa derivata dal latte, ma con una caratteristica di rilascio lento. A differenza della whey, la caseina viene digerita più lentamente, fornendo un rilascio prolungato di aminoacidi nel sangue. Per questo motivo, è spesso consigliata prima di andare a letto, per sostenere la riparazione muscolare durante la notte.

Fare clic qui per immettere testo.

Le proteine vegetali, come quelle derivanti da piselli, riso o canapa, stanno guadagnando popolarità, specialmente tra chi segue una dieta vegana o ha intolleranze al lattosio. Anche se generalmente hanno un profilo di aminoacidi meno completo rispetto alle proteine animali, possono comunque essere efficaci, soprattutto quando combinate tra loro per ottenere un bilanciamento migliore.

In termini di integrazione nella dieta, le proteine in polvere dovrebbero essere considerate un supporto e non un sostituto del cibo reale. L'ideale è utilizzarle quando il fabbisogno proteico giornaliero non può essere soddisfatto tramite alimenti solidi. Un apporto giornaliero di circa 1.6-2.2 grammi di proteine per chilogrammo di peso corporeo è raccomandato per la maggior parte degli atleti che desiderano costruire massa muscolare.

2: Creatina

La creatina è uno degli integratori più studiati e con maggiori prove scientifiche a supporto della sua efficacia. È un composto che si trova naturalmente

Fare clic qui per immettere testo.

nelle cellule muscolari e svolge un ruolo cruciale nella produzione di energia durante esercizi ad alta intensità e di breve durata, come il sollevamento pesi o lo sprint.

Il meccanismo d'azione della creatina è relativamente semplice: aumenta le riserve di fosfocreatina nei muscoli, che viene utilizzata per produrre ATP (adenosina trifosfato), la principale fonte di energia per le contrazioni muscolari. Più fosfocreatina disponibile, più rapidamente il corpo può rigenerare ATP, consentendo di mantenere elevati livelli di prestazione durante sforzi intensi.

Gli effetti della creatina si traducono in un aumento della forza muscolare, della potenza e della capacità di eseguire ripetizioni più pesanti o più lunghe. Inoltre, la creatina contribuisce anche all'aumento della massa muscolare, poiché favorisce il recupero e la sintesi proteica, oltre a promuovere la ritenzione di acqua nei muscoli, che ne aumenta temporaneamente il volume.

Per quanto riguarda il dosaggio, la maggior parte degli studi suggerisce una fase di carico iniziale di 20 grammi al giorno suddivisi in 4 dosi, per una durata di 5-7 giorni,

Fare clic qui per immettere testo.

seguita da una fase di mantenimento di 3-5 grammi al giorno. Tuttavia, è possibile ottenere risultati anche con un dosaggio costante di 3-5 grammi al giorno senza necessità di una fase di carico.

3: Beta-alanina e citrullina malato

La beta-alanina e la citrullina malato sono due supplementi che hanno guadagnato popolarità per il loro potenziale di migliorare le prestazioni durante esercizi di resistenza e ad alta intensità.

La beta-alanina è un aminoacido che aiuta ad aumentare I livelli di carnosina nei muscoli. La carnosina funge da tampone contro l'accumulo di acido lattico, che è uno dei principali responsabili della fatica muscolare durante esercizi intensi. Aumentando I livelli di carnosina, la beta-alanina consente di prolungare la durata degli sforzi ad alta intensità, migliorando la resistenza e ritardando l'insorgenza della fatica.

Fare clic qui per immettere testo.

La citrullina malato, invece, agisce migliorando la produzione di ossido nitrico, che aiuta a dilatare I vasi sanguigni e a migliorare il flusso di sangue ai muscoli. Questo non solo favorisce una migliore ossigenazione e un migliore apporto di nutrienti durante l'esercizio, ma può anche ridurre la sensazione di affaticamento e aumentare la capacità di eseguire ripetizioni ad alta intensità.

Per quanto riguarda il dosaggio, la beta-alanina è generalmente assunta in dosi di 4-6 grammi al giorno, mentre la citrullina malato è spesso utilizzata in quantità di 6-8 grammi circa 30 minuti prima dell'allenamento.

4: Integratori per la perdita di grasso

Tra gli integratori più popolari per la perdita di grasso spiccano la caffeina e la L-carnitina, che agiscono attraverso diversi meccanismi per aumentare il metabolismo e migliorare l'ossidazione dei grassi.

Fare clic qui per immettere testo.

La caffeina è un noto stimolante del sistema nervoso centrale, che aumenta I livelli di adrenalina e promuove la liberazione degli acidi grassi dalle riserve di grasso corporeo. Inoltre, migliora la resistenza e la capacità di concentrazione, rendendola particolarmente utile negli allenamenti ad alta intensità. Oltre ad essere presente in bevande come il caffè e il tè, la caffeina è disponibile anche in forma di integratore. Le dosi efficaci per la perdita di grasso variano tra 100-400 mg al giorno, ma è importante non eccedere per evitare effetti collaterali come nervosismo e insonnia.

La L-carnitina è un aminoacido coinvolto nel trasporto degli acidi grassi nei mitocondri, dove vengono ossidati e utilizzati come fonte di energia. Questo la rende un integratore popolare per chi cerca di perdere grasso, soprattutto se combinato con l'attività fisica. Anche se I benefici della L-carnitina sono più evidenti nelle persone con carenza di questo nutriente, può comunque avere effetti positivi sulla capacità di ossidazione dei grassi negli sportivi.

Fare clic qui per immettere testo.

5: Multivitaminici e minerali per sportivi

Gli atleti, a causa dell'alto livello di sforzo fisico e del conseguente consumo energetico, hanno spesso un fabbisogno aumentato di vitamine e minerali rispetto alla popolazione sedentaria. Sebbene una dieta equilibrata possa in teoria soddisfare la maggior parte delle necessità, in pratica non è sempre facile ottenere il giusto apporto di tutti I micronutrienti solo attraverso l'alimentazione. Ecco perché I multivitaminici diventano strumenti preziosi.

Vitamina D è un micronutriente di particolare interesse per chi pratica sport. Oltre al suo ruolo cruciale nell'assorbimento del calcio, fondamentale per la salute delle ossa, è stato dimostrato che la vitamina D supporta la funzione immunitaria, riduce il rischio di infiammazioni e può persino migliorare le prestazioni fisiche, in particolare la forza muscolare. La carenza di vitamina D è particolarmente diffusa nelle regioni dove la luce solare è scarsa, rendendo l'integrazione necessaria per molti atleti.

Fare clic qui per immettere testo.

Un altro minerale da tenere sotto controllo è il ferro. Questo elemento è essenziale per la produzione di emoglobina, la proteina che trasporta l'ossigeno nel sangue. Gli atleti, in particolare le donne e coloro che praticano sport di resistenza come la corsa, sono spesso soggetti a bassi livelli di ferro, una condizione che può ridurre drasticamente le prestazioni. Integrare il ferro può prevenire sintomi di anemia e mantenere elevati I livelli di energia.

Magnesio e potassio, invece, sono particolarmente importanti per la contrazione muscolare e la regolazione dell'equilibrio elettrolitico. Questi minerali vengono persi in grandi quantità attraverso il sudore durante allenamenti intensi e in climi caldi. Una carenza può portare a crampi muscolari, affaticamento precoce e ridotta capacità di recupero.

In definitiva, integrare con multivitaminici e minerali può rappresentare una polizza assicurativa per garantire che il corpo riceva tutti I nutrienti necessari, soprattutto in fasi di intenso allenamento o in presenza di regimi alimentari che potrebbero comportare carenze. Tuttavia, è importante non abusare di questi integratori. L'assunzione eccessiva di alcune vitamine e minerali

Fare clic qui per immettere testo.

può avere effetti tossici, specialmente se si superano le dosi raccomandate.

I supplementi sportivi possono svolgere un ruolo significativo nel migliorare le prestazioni e ottimizzare il recupero, ma devono essere utilizzati con consapevolezza e in aggiunta a una dieta equilibrata. Le proteine in polvere, la creatina e la beta-alanina, tra gli altri, offrono vantaggi comprovati per la costruzione muscolare, la resistenza e il recupero. D'altra parte, multivitaminici e minerali rappresentano un supporto fondamentale per evitare carenze che potrebbero compromettere la salute e le prestazioni.

Gli integratori non sono una soluzione magica, ma se usati correttamente, possono certamente contribuire al raggiungimento degli obiettivi fisici di atleti e sportivi. Una comprensione approfondita di ogni integratore e dei suoi effetti è essenziale per sfruttare al meglio le loro potenzialità senza rischi per la salute.

I multivitaminici e I minerali sono spesso trascurati, ma svolgono un ruolo vitale nel mantenere una salute ottimale e nel supportare le prestazioni atletiche.

Fare clic qui per immettere testo.

Sebbene gli atleti tendano a focalizzarsi maggiormente sui macronutrienti, una carenza di micronutrienti può compromettere il metabolismo energetico, il recupero e la funzione immunitaria.

Le vitamine del gruppo B, ad esempio, sono essenziali per il metabolismo dei carboidrati, dei grassi e delle proteine, mentre la vitamina C e la vitamina E sono potenti antiossidanti che aiutano a combattere lo stress ossidativo generato dall'attività fisica intensa.

Conclusione del capitolo

I minerali come il magnesio, il ferro e lo zinco sono altrettanto cruciali. Il magnesio è coinvolto nella contrazione muscolare e nella produzione di energia, il ferro è necessario per il trasporto dell'ossigeno nel sangue, e lo zinco supporta il sistema immunitario e la sintesi proteica.

L'Integrazione con un multivitaminico completo può essere particolarmente utile per gli atleti che seguono diete restrittive o che hanno un fabbisogno nutrizionale aumentato a causa dell'intensità degli allenamenti.

Fare clic qui per immettere testo.

Capitolo 6: Nutrizione per la performance e la resistenza

1: Strategie nutrizionali per sport di resistenza

Gli sport di resistenza, come corsa su lunghe distanze, ciclismo e triathlon, richiedono un'attenta pianificazione nutrizionale per garantire che l'atleta mantenga energia durante la gara e ritardi il più possibile l'insorgere della fatica. Un'adeguata strategia nutrizionale non solo influisce sulle prestazioni durante l'attività, ma anche sulla capacità di recuperare e continuare a migliorare nei giorni successivi.

Uno degli aspetti chiave nella nutrizione per la resistenza è la scelta corretta dei macronutrienti, in particolare l'apporto di carboidrati. Poiché gli sport di lunga durata richiedono un costante rifornimento di energia, I carboidrati devono costituire la fonte principale di carburante. Le diete ad alto contenuto di carboidrati, come la classica "carboloading" prima di

Fare clic qui per immettere testo.

una gara, sono state dimostrate come efficaci nel migliorare le prestazioni, aumentando le riserve di glicogeno nei muscoli e nel fegato.

La periodizzazione dell'alimentazione, ovvero l'adattamento della dieta in funzione del ciclo di allenamento, è una strategia utilizzata con successo dagli atleti di resistenza. Durante I periodi di allenamento ad alta intensità, l'apporto calorico e di carboidrati viene aumentato, mentre nelle fasi di recupero o di allenamenti leggeri può essere ridotto. Questa modulazione consente di ottimizzare il metabolismo e migliorare l'efficienza nell'utilizzo delle riserve energetiche.

Oltre ai carboidrati, l'apporto di proteine deve essere calibrato per prevenire la degradazione muscolare. Sebbene le proteine non siano la principale fonte di energia durante l'attività di resistenza, svolgono un ruolo fondamentale nel mantenere la massa muscolare, che è cruciale per la stabilità e la forza a lungo termine. In aggiunta, le grassi sani, come quelli provenienti da olio d'oliva, noci e semi, possono migliorare l'efficienza metabolica, poiché il corpo impara a utilizzare I grassi come fonte di energia secondaria.

Fare clic qui per immettere testo.

Un ulteriore elemento critico nelle strategie nutrizionali per la resistenza è l'idratazione. La disidratazione compromette significativamente le prestazioni, aumentando la fatica e riducendo la capacità del corpo di regolare la temperatura. È importante non solo bere a sufficienza, ma anche reintegrare gli elettroliti persi attraverso il sudore. Bevande contenenti sodio, potassio e magnesio sono essenziali per mantenere l'equilibrio idrico durante le lunghe sessioni di esercizio.

2: Glicogeno muscolare e prestazioni di lunga durata

Il glicogeno muscolare è la principale riserva energetica che il corpo utilizza durante attività fisiche prolungate. Le molecole di glicogeno sono depositate nei muscoli e nel fegato e, quando necessario, vengono scomposte in glucosio per fornire energia immediata. Questo processo è cruciale per sostenere le prestazioni negli sport di resistenza, dove il consumo di energia è costante e prolungato.

Fare clic qui per immettere testo.

Quando le riserve di glicogeno si esauriscono, il corpo passa a utilizzare I grassi come fonte di energia, ma questo processo è meno efficiente e porta inevitabilmente a un calo delle prestazioni, noto come "bonk" o "colpo della strega". Per evitare ciò, gli atleti di resistenza devono prestare particolare attenzione all'aumento delle riserve di glicogeno attraverso la dieta.

Una delle tecniche più efficaci per massimizzare il glicogeno muscolare è la pratica del carboloading (carico di carboidrati). Nei giorni precedenti una gara, l'atleta aumenta l'assunzione di carboidrati, concentrandosi su alimenti come pasta, riso, patate e pane integrale. Questa strategia può aumentare le riserve di glicogeno fino al 20-30%, ritardando significativamente la fatica muscolare durante l'esercizio prolungato.

La quantità di glicogeno disponibile nel corpo dipende anche dall'intensità e dalla durata dell'esercizio. Durante esercizi di bassa intensità, come una corsa leggera, il corpo può conservare il glicogeno e utilizzare una maggiore quantità di grassi come carburante. Tuttavia, quando l'intensità aumenta, il corpo si affida quasi esclusivamente al glicogeno. Pertanto, gli atleti devono imparare a gestire le proprie riserve energetiche,

Fare clic qui per immettere testo.

alternando intensità e velocità durante la gara per evitare un esaurimento prematuro.

La nutrizione post-allenamento gioca un ruolo altrettanto importante nel ripristino del glicogeno. Dopo un'intensa sessione di allenamento o gara, è fondamentale consumare carboidrati ad assorbimento rapido entro la prima ora per stimolare la ricostituzione delle riserve di glicogeno muscolare. L'aggiunta di proteine può accelerare il processo di recupero e ridurre la sensazione di stanchezza muscolare.

3: Rifornimento energetico durante l'esercizio

Il rifornimento energetico durante l'esercizio è cruciale per sostenere le prestazioni negli sport di lunga durata. Gli atleti di resistenza, come maratoneti, ciclisti e triatleti, devono consumare calorie durante l'attività fisica per mantenere I livelli di energia, evitare cali glicemici e proseguire l'esercizio con un buon ritmo. Il cosa e quanto mangiare dipende dalla durata dell'attività e dalle necessità individuali dell'atleta.

Fare clic qui per immettere testo.

Per le gare o gli allenamenti che superano l'ora di durata, si consiglia di consumare carboidrati ad assorbimento rapido come gel energetici, barrette o bevande isotoniche. Questi prodotti sono progettati per essere facilmente digeribili e fornire una rapida fonte di glucosio. Il consumo regolare di carboidrati ogni 20-30 minuti durante l'attività aiuta a mantenere stabili I livelli di zucchero nel sangue e a prevenire la fatica.

Durante esercizi di lunga durata, è importante monitorare anche l'apporto di liquidi ed elettroliti. Il sudore non solo causa la perdita di acqua, ma anche di sodio, potassio e magnesio, minerali essenziali per la funzione muscolare e l'equilibrio idrico. La disidratazione e lo squilibrio elettrolitico possono portare a crampi muscolari e calo delle prestazioni, per cui è essenziale bere regolarmente durante l'attività.

L'Integrazione di piccole quantità di proteine durante l'attività può contribuire a ridurre la degradazione muscolare e migliorare il recupero, soprattutto negli eventi che durano diverse ore.

Fare clic qui per immettere testo.

4: Ripristino post-allenamento nelle discipline di resistenza

Il recupero post-allenamento è una fase cruciale per gli atleti di resistenza, in quanto il corpo necessita di riparare I danni muscolari, ripristinare le riserve di energia e rimettere in equilibrio il sistema idrico e minerale. Non curare adeguatamente la fase di recupero può portare a sovrallenamento, affaticamento cronico e prestazioni calanti. Una nutrizione post-allenamento corretta è quindi essenziale per garantire una ripresa ottimale e per prepararsi al prossimo allenamento o competizione.

Uno dei principali obiettivi del recupero post-allenamento è il ripristino delle riserve di glicogeno nei muscoli. Subito dopo l'attività fisica, I muscoli sono particolarmente sensibili all'assorbimento di carboidrati, il che rende il consumo di cibi ricchi di carboidrati entro 30-60 minuti dalla fine dell'allenamento una pratica efficace per accelerare il ripristino del glicogeno. Alimenti come frutta, succhi naturali, riso bianco e pane integrale sono opzioni adatte per questo scopo. L'idea è quella di fornire carboidrati che vengano

Fare clic qui per immettere testo.

digeriti rapidamente, favorendo così la ricarica energetica dei muscoli.

Inoltre, combinare carboidrati e proteine in una proporzione 3:1 o 4:1 è una strategia comprovata per migliorare il recupero. Le proteine sono fondamentali per stimolare la sintesi proteica muscolare e riparare I microtraumi causati dall'allenamento. Le proteine in polvere, come il siero di latte (whey protein), rappresentano un'opzione comoda e rapida per l'assunzione immediata post-allenamento, ma anche alimenti come yogurt, latte o uova sono efficaci. Assumere circa 20-30 grammi di proteine entro un'ora dalla fine dell'allenamento è una pratica diffusa per facilitare la riparazione muscolare.

Oltre ai macronutrienti, l'idratazione è altrettanto importante nel recupero post-esercizio. Durante attività di lunga durata, il corpo perde grandi quantità di acqua ed elettroliti attraverso il sudore. Se non vengono reintegrati correttamente, la disidratazione può compromettere le prestazioni nei giorni successivi e rallentare il processo di recupero. È consigliabile assumere bevande ricche di elettroliti e acqua, possibilmente con una piccola quantità di sodio per aiutare a trattenere I liquidi nel corpo.

Fare clic qui per immettere testo.

Infine, I grassi sani, come quelli presenti in noci, semi e avocado, possono svolgere un ruolo nella fase di recupero, aiutando a ridurre l'infiammazione e supportando il sistema immunitario. Sebbene I grassi non debbano costituire la fonte principale di energia immediata dopo l'allenamento, il loro consumo nelle ore successive può contribuire a una ripresa completa.

5: Integrazione specifica per la resistenza

Gli integratori possono essere particolarmente utili per gli atleti di resistenza, che spesso devono sostenere sessioni di allenamento lunghe e impegnative. Anche se una dieta ben equilibrata dovrebbe costituire la base della nutrizione sportiva, alcuni integratori possono offrire benefici specifici.

Uno degli integratori più importanti per gli atleti di resistenza sono I carboidrati a rilascio rapido, che possono essere assunti sotto forma di gel, bevande sportive o barrette. Questi prodotti sono progettati per fornire un rapido apporto di glucosio durante l'attività

Fare clic qui per immettere testo.

fisica, aiutando a mantenere I livelli di energia e prevenire il calo del glicogeno muscolare. Gli atleti di endurance, come maratoneti o ciclisti, possono trarre vantaggio dal consumare 30-60 grammi di carboidrati per ora di esercizio, a seconda della durata e dell'intensità dell'attività.

Gli elettroliti sono un altro supplemento essenziale per gli atleti di resistenza, specialmente quelli che si allenano o competono in condizioni climatiche calde. L'integrazione di sodio, potassio e magnesio attraverso bevande o capsule aiuta a prevenire crampi muscolari e a mantenere un equilibrio elettrolitico ottimale. Le bevande isotoniche, che contengono una combinazione di carboidrati ed elettroliti, sono particolarmente efficaci per mantenere l'idratazione e l'energia durante gare di lunga durata.

Gli aminoacidi ramificati (BCAA) possono anch'essi giocare un ruolo importante per gli atleti di resistenza. Poiché gli sport di lunga durata possono causare la degradazione muscolare, specialmente in caso di insufficiente apporto proteico, I BCAA (leucina, isoleucina e valina) possono aiutare a prevenire il catabolismo muscolare e a favorire il recupero. Integrare BCAA durante e dopo l'allenamento può

Fare clic qui per immettere testo.

ridurre la fatica muscolare e migliorare la riparazione del tessuto muscolare.

Infine, l'integrazione di antiossidanti come la vitamina C e la vitamina E può essere utile per combattere lo stress ossidativo causato dall'intensa attività fisica. Gli sport di resistenza portano spesso a un accumulo di radicali liberi, che possono danneggiare le cellule e rallentare il recupero. Gli antiossidanti aiutano a neutralizzare questi radicali liberi, promuovendo così una ripresa più rapida e riducendo l'infiammazione.

Conclusione del capitolo

Gli sport di resistenza richiedono un approccio nutrizionale altamente personalizzato e dinamico. Dalla gestione del glicogeno muscolare, all'integrazione durante l'esercizio, fino al recupero post-allenamento, ogni aspetto della nutrizione deve essere attentamente pianificato per garantire che l'atleta mantenga un alto livello di performance. Oltre a una dieta equilibrata e mirata, l'integrazione può fornire un supporto prezioso per migliorare la resistenza, accelerare il recupero e mantenere la salute generale nel lungo termine.

Fare clic qui per immettere testo.

Capitolo 7: Alimentazione per gli sport di forza e potenza

1: Fabbisogno energetico per gli sport di forza

Gli atleti di forza, come sollevatori di pesi, powerlifter e bodybuilder, hanno esigenze energetiche uniche che differiscono significativamente da quelle degli atleti di resistenza o endurance. Gli sport di forza richiedono brevi esplosioni di energia intensa, spesso con periodi di recupero tra le serie o le competizioni. Per sostenere la crescita muscolare e le prestazioni ottimali, è fondamentale che questi atleti seguano un approccio nutrizionale ben pianificato che tenga conto sia del fabbisogno calorico giornaliero che delle esigenze specifiche dell'allenamento.

Fare clic qui per immettere testo.

Il fabbisogno energetico di un atleta di forza è generalmente superiore rispetto a quello di una persona sedentaria o di un atleta di endurance, poiché l'aumento della massa muscolare richiede più energia sia per il mantenimento che per la crescita. La prima variabile da considerare è il metabolismo basale (BMR), che rappresenta la quantità di energia necessaria per mantenere le funzioni vitali a riposo. L'incremento della massa muscolare aumenta il BMR, poiché il muscolo è un tessuto metabolicamente attivo e consuma più energia rispetto al grasso corporeo. Gli atleti di forza dovrebbero calcolare il loro BMR usando formule come l'equazione di Harris-Benedict o di Mifflin-St Jeor, e poi moltiplicarlo per un fattore di attività che tenga conto dell'intensità e della frequenza dell'allenamento.

Una volta stabilito il fabbisogno calorico di base, è importante bilanciare le calorie in entrata con quelle spese. Per gli atleti che mirano a guadagnare massa muscolare, un surplus calorico controllato è essenziale. In genere, si consiglia un aumento di 300-500 calorie al giorno rispetto al fabbisogno energetico giornaliero per sostenere la crescita muscolare senza eccessivo accumulo di grasso corporeo. Tuttavia, questo surplus dovrebbe essere gestito attentamente per evitare il guadagno di grasso indesiderato.

Fare clic qui per immettere testo.

D'altra parte, gli atleti di f'r''a che desiderano ridurre il grasso corporeo mantenendo la massa muscolare devono creare un deficit calorico moderato. Questo può essere ottenuto riducendo leggermente l'apporto calorico giornaliero e aumentando l'intensità o la frequenza dell'allenamento. Tuttavia, è importante evitare di ridurre troppo le calorie, poiché ciò potrebbe compromettere la forza e la crescita muscolare.

2: Proteine e forza muscolare

Le proteine sono il macronutriente più importante per gli atleti di forza, poiché forniscono gli aminoacidi necessari per la sintesi proteica muscolare e la riparazione dei tessuti danneggiati dall'allenamento. Gli sport di forza, come il sollevamento pesi e il powerlifting, provocano microlesioni muscolari che necessitano di riparazione, e questo processo è strettamente legato alla disponibilità di proteine di alta qualità.

Fare clic qui per immettere testo.

Le raccomandazioni proteiche per gli atleti di forza variano a seconda del livello di attività e della fase di allenamento. In generale, gli atleti di forza dovrebbero consumare tra 1,6 e 2,2 grammi di proteine per chilogrammo di peso corporeo al giorno. Gli atleti più avanzati, o coloro che si trovano in un periodo di crescita muscolare, potrebbero beneficiare di un apporto proteico più elevato. È importante distribuire l'apporto proteico in modo uniforme durante la giornata per garantire una sintesi proteica ottimale.

La tempistica dell'assunzione proteica gioca un ruolo chiave nell'ottimizzazione della crescita muscolare. Consigliare pasti che includano 20-40 grammi di proteine ogni 3-4 ore durante il giorno può stimolare meglio la sintesi proteica rispetto a poche grandi dosi. Inoltre, il consumo di proteine subito dopo l'allenamento è particolarmente efficace per sfruttare la cosiddetta finestra anabolica, un periodo di tempo in cui I muscoli sono particolarmente ricettivi agli aminoacidi. Proteine a rapida digestione come il siero di latte sono una scelta ideale per il recupero post-allenamento.

Le fonti proteiche di alta qualità per gli atleti di forza includono carne magra, pesce, uova, latticini e proteine

Fare clic qui per immettere testo.

vegetali complete come la soia o la quinoa. Anche le proteine in polvere, come il siero di latte (whey protein), possono essere integrate nella dieta per facilitare l'assunzione proteica quando necessario.

3: Carboidrati per la potenza esplosiva

Nonostante il focus sugli allenamenti di forza possa far pensare che le proteine siano il nutriente più importante, I carboidrati sono altrettanto essenziali per gli atleti di forza, in particolare per sostenere sforzi esplosivi e allenamenti ad alta intensità. I carboidrati forniscono la principale fonte di energia sotto forma di glicogeno muscolare, che è necessario per eseguire esercizi brevi ma intensi come squat, stacchi da terra e panca piana.

Un consumo inadeguato di carboidrati può portare a una riduzione delle prestazioni, poiché I muscoli non avranno abbastanza glicogeno disponibile per supportare sforzi massimali. Gli atleti di forza dovrebbero puntare a consumare tra I 4 e I 6 grammi di carboidrati per chilogrammo di peso corporeo al giorno, adattando l'assunzione in base alla durata e intensità dell'allenamento. Gli allenamenti più lunghi e

Fare clic qui per immettere testo.

pesanti richiedono una maggiore quantità di carboidrati rispetto alle sessioni più leggere.

Il timing dei carboidrati è cruciale per massimizzare la performance negli sport di forza. Consumare una fonte di carboidrati facilmente digeribile, come banane, riso o pane bianco, circa 30-60 minuti prima dell'allenamento può fornire l'energia necessaria per prestazioni esplosive. Dopo l'allenamento, I carboidrati sono essenziali per ripristinare le riserve di glicogeno e facilitare il recupero muscolare. Integrarli con proteine in un pasto post-allenamento aiuta a massimizzare la sintesi proteica e il recupero.

4: Grassi sani e forza muscolare

I grassi non devono essere trascurati nell'alimentazione per gli atleti di forza e potenza, poiché giocano un ruolo fondamentale nel supporto della salute ormonale, nella produzione di energia e nella preservazione della salute generale. Mentre le proteine e I carboidrati tendono a ricevere maggiore attenzione per il loro ruolo immediato nella costruzione muscolare e nelle prestazioni, I grassi contribuiscono in maniera

Fare clic qui per immettere testo.

essenziale al mantenimento di livelli ormonali ottimali, alla salute del sistema cardiovascolare e alla gestione dell'infiammazione.

Uno dei benefici principali del consumo di grassi per gli atleti di forza è il loro impatto positivo sulla produzione di ormoni anabolici, come il testosterone. Il testosterone è fondamentale per la crescita muscolare, la forza e il recupero. Un consumo inadeguato di grassi può portare a una riduzione dei livelli di testosterone, con conseguente impatto negativo sulla crescita muscolare e sulle prestazioni. È importante quindi che gli atleti di forza mantengano una percentuale adeguata di grassi nella loro dieta, generalmente tra il 20% e il 35% dell'apporto calorico totale.

Tuttavia, la qualità dei grassi è altrettanto importante quanto la quantità. Gli atleti dovrebbero preferire grassi insaturi provenienti da fonti alimentari come olio d'oliva, avocado, noci, semi e pesce grasso come il salmone. Questi grassi sono noti per sostenere la salute cardiovascolare e per il loro ruolo nella riduzione dell'infiammazione, il che è particolarmente importante per gli atleti che si sottopongono a intensi allenamenti di forza.

Fare clic qui per immettere testo.

Anche I grassi saturi hanno un ruolo nella produzione di testosterone e nel supporto ormonale, ma è consigliabile consumarli con moderazione. Fonti di grassi saturi come carne rossa, latticini e burro possono essere incluse nella dieta, ma devono essere bilanciate con fonti di grassi più salutari. Gli acidi grassi omega-3, presenti nel pesce grasso, nei semi di lino e nelle noci, sono particolarmente importanti per gli atleti di forza, poiché aiutano a ridurre l'infiammazione muscolare post-allenamento e migliorano la salute articolare.

Inoltre, I grassi sono una fonte di energia a lunga durata, che può essere utilizzata durante gli allenamenti di forza più lunghi o durante le fasi di recupero attivo. Rispetto ai carboidrati, I grassi forniscono più del doppio delle calorie per grammo (9 kcal per grammo rispetto alle 4 kcal per grammo dei carboidrati), il che li rende particolarmente utili per gli atleti che devono mantenere un elevato apporto calorico per sostenere la crescita muscolare e le prestazioni.

Fare clic qui per immettere testo.

5: Supplementi per gli sport di potenza

Gli integratori giocano un ruolo cruciale per molti atleti di forza, che spesso li utilizzano per ottimizzare le loro prestazioni, massimizzare la crescita muscolare e migliorare il recupero. Alcuni supplementi sono particolarmente indicati per gli sport di forza e potenza, e se utilizzati correttamente, possono fornire un supporto significativo agli sforzi di allenamento.

Il primo e forse più noto integratore per gli sport di forza è la creatina monoidrato. La creatina è una sostanza naturalmente presente nei muscoli, che aiuta a produrre energia durante brevi esplosioni di attività ad alta intensità, come il sollevamento pesi. L'integrazione con creatina aumenta le riserve muscolari di fosfocreatina, permettendo di effettuare ripetizioni extra durante gli allenamenti e migliorando così la forza e la crescita muscolare. Studi hanno dimostrato che la creatina è uno degli integratori più efficaci per aumentare la forza, la potenza esplosiva e la massa muscolare. Il dosaggio consigliato è di 3-5 grammi al giorno.

Fare clic qui per immettere testo.

Un altro integratore ampiamente utilizzato è la beta-alanina, un aminoacido che aiuta a tamponare l'accumulo di acido lattico nei muscoli durante esercizi ad alta intensità. L'acido lattico è uno dei fattori che contribuiscono alla fatica muscolare, e la beta-alanina può aiutare a ritardarne l'accumulo, consentendo agli atleti di svolgere serie più lunghe o di mantenere un'intensità più elevata durante l'allenamento. Il dosaggio tipico di beta-alanina è di 2-5 grammi al giorno, e gli effetti ottimali si ottengono dopo alcune settimane di utilizzo costante.

Gli aminoacidi a catena ramificata (BCAA), in particolare leucina, isoleucina e valina, sono un altro integratore popolare tra gli atleti di forza. Questi aminoacidi sono noti per il loro ruolo nella stimolazione della sintesi proteica e nella prevenzione della degradazione muscolare durante l'allenamento. I BCAA sono particolarmente utili per gli atleti che seguono diete a basso contenuto calorico o per coloro che vogliono massimizzare la sintesi proteica dopo l'allenamento. La dose raccomandata di BCAA è di 5-10 grammi prima o durante l'allenamento.

Infine, molti atleti di forza utilizzano le proteine in polvere per integrare la loro dieta e garantire un

Fare clic qui per immettere testo.

apporto proteico adeguato. Le proteine del siero di latte (whey protein) sono particolarmente popolari per il loro rapido assorbimento, il che le rende ideali per il recupero post-allenamento. Altri tipi di proteine, come la caseina, vengono assorbite più lentamente e possono essere utili per il recupero notturno. L'utilizzo di proteine in polvere può aiutare a soddisfare I fabbisogni proteici giornalieri, che per gli atleti di forza sono generalmente più elevati rispetto alla popolazione generale.

In sintesi, I supplementi per gli sport di forza e potenza offrono un supporto essenziale per migliorare le prestazioni, massimizzare la crescita muscolare e accelerare il recupero. Tuttavia, è importante ricordare che gli integratori non possono sostituire una dieta ben equilibrata e un allenamento adeguato. Gli atleti dovrebbero sempre considerare I supplementi come un'aggiunta strategica alla loro routine, piuttosto che come un elemento centrale.

Fare clic qui per immettere testo.

Capitolo 8: Alimentazione per sport di squadra

1: Esigenze nutrizionali negli sport di squadra

Gli sport di squadra come calcio, rugby, basket e pallavolo richiedono una combinazione unica di forza, resistenza, agilità e velocità, il che implica che le esigenze nutrizionali degli atleti siano molto diverse rispetto ad altre discipline. Mentre un maratoneta o un sollevatore di pesi potrebbero concentrarsi esclusivamente su una specifica area della loro dieta, un atleta di squadra deve bilanciare vari aspetti per garantire di avere energia costante, velocità, forza e capacità di recupero rapido. Gli atleti di squadra affrontano sforzi intermittenti ad alta intensità alternati a periodi di recupero, e questo influisce direttamente sul modo in cui devono alimentarsi.

Le necessità caloriche per gli atleti di squadra variano in base alla posizione in campo, alla durata dell'attività e al

Fare clic qui per immettere testo.

tipo di sport. Ad esempio, un attaccante di calcio o un ala nel rugby potrebbe bruciare più calorie rispetto a un difensore centrale a causa delle differenze nei movimenti. Tuttavia, tutti gli atleti di squadra devono fare attenzione a mantenere un apporto calorico adeguato per supportare l'allenamento, le partite e il recupero. Un deficit calorico prolungato potrebbe portare a una riduzione delle prestazioni, mentre un surplus calorico eccessivo potrebbe provocare un aumento di peso indesiderato, che comprometterebbe la velocità e l'agilità.

Gli sport di squadra richiedono anche un'elevata attenzione al timing dei pasti. È fondamentale garantire che gli atleti siano adeguatamente nutriti prima degli allenamenti e delle partite per sostenere sforzi intermittenti ad alta intensità. Questo significa consumare pasti ricchi di carboidrati complessi per fornire energia a lungo termine, insieme a proteine per supportare la riparazione muscolare e il recupero. Inoltre, durante e dopo le partite, è importante reintegrare rapidamente le riserve di glicogeno, spesso utilizzando spuntini ricchi di carboidrati a rilascio rapido come frutta, barrette energetiche o bevande sportive.

Fare clic qui per immettere testo.

Un altro aspetto chiave è la gestione dell'idratazione. Gli atleti di squadra perdono una grande quantità di liquidi attraverso il sudore, in particolare durante le competizioni e gli allenamenti intensi. La disidratazione, anche lieve, può avere un impatto negativo sulla concentrazione, sull'agilità e sulle capacità decisionali, che sono tutte essenziali per le prestazioni negli sport di squadra. È quindi fondamentale che gli atleti monitorino il loro stato di idratazione e reintegrino i liquidi persi sia durante l'allenamento che dopo le partite.

2: Piani nutrizionali per allenamenti ad alta intensità

Gli allenamenti ad alta intensità sono fondamentali per migliorare la condizione fisica e le prestazioni negli sport di squadra, ma richiedono un'alimentazione adeguata per sostenere i livelli di energia e ottimizzare il recupero. Un allenamento intenso che combina esercizi di resistenza, cardio e sessioni tattiche specifiche necessita di un piano alimentare che fornisca energia immediata e sostenuta.

Fare clic qui per immettere testo.

Un tipico pasto pre-allenamento per un atleta di sport di squadra dovrebbe includere una combinazione di carboidrati complessi e proteine magre. I carboidrati complessi, come il riso integrale, la quinoa o la pasta integrale, forniscono energia a lungo termine, garantendo che l'atleta possa sostenere l'intensità dell'allenamento senza esaurire prematuramente le riserve di glicogeno. Le proteine, come il petto di pollo, il pesce o i legumi, aiutano a prevenire la degradazione muscolare durante l'allenamento.

Durante l'allenamento, in particolare se questo dura più di un'ora, è utile consumare carboidrati a rilascio rapido come banane, barrette energetiche o bevande sportive per mantenere alti i livelli di energia e prevenire la fatica. Gli elettroliti presenti nelle bevande sportive possono anche aiutare a reintegrare i minerali persi con il sudore, come sodio, potassio e magnesio, migliorando l'equilibrio elettrolitico e prevenendo i crampi muscolari.

Dopo l'allenamento, la fase di recupero inizia immediatamente. La finestra di recupero, spesso chiamata finestra anabolica, è il periodo di tempo in cui i muscoli sono più ricettivi all'assorbimento dei nutrienti. È quindi fondamentale che gli atleti

Fare clic qui per immettere testo.

consumino un pasto post-allenamento ricco di carboidrati e proteine entro un'ora dalla fine della sessione. Gli alimenti come frullati proteici con aggiunta di frutta, yogurt greco con granola o una fetta di pane integrale con tacchino possono essere opzioni efficaci per favorire il recupero muscolare e ripristinare le riserve di glicogeno.

3: Nutrizione per la velocità e l'agilità

La velocità e l'agilità sono caratteristiche fondamentali per la maggior parte degli sport di squadra, richiedendo un mix di forza muscolare, coordinazione e capacità neuromuscolare. Il modo in cui un atleta si alimenta può influenzare direttamente queste abilità. Un corretto apporto di nutrienti può migliorare la potenza esplosiva e la capacità di cambiare direzione rapidamente, due componenti chiave della prestazione atletica negli sport di squadra.

Per supportare l'agilità e la velocità, è importante che l'atleta segua una dieta ben bilanciata che includa quantità sufficienti di carboidrati, poiché questi forniscono l'energia necessaria per movimenti rapidi e

Fare clic qui per immettere testo.

intensi. Una carenza di carboidrati può portare a una riduzione della potenza esplosiva, fondamentale per sprint veloci o cambi di direzione improvvisi. Carboidrati complessi come patate dolci, cereali integrali e verdure amidacee dovrebbero costituire la base dell'apporto energetico quotidiano.

In aggiunta, il ruolo delle proteine è altrettanto cruciale. La massa muscolare magra è fondamentale per la velocità, poiché una maggiore quantità di muscolo permette una maggiore potenza esplosiva. Proteine di alta qualità provenienti da fonti come carne magra, pesce, uova e latticini a basso contenuto di grassi devono essere integrate regolarmente nella dieta per garantire il supporto muscolare necessario.

4: Recupero tra partite e allenamenti intensi

I carboidrati sono la principale fonte di energia per gli atleti di sport di squadra, e il glicogeno muscolare, derivato dai carboidrati, è ciò che permette loro di eseguire sforzi intermittenti ad alta intensità durante partite e allenamenti. Dopo una partita o una sessione di allenamento intensa, è fondamentale reintegrare

Fare clic qui per immettere testo.

rapidamente queste riserve. Consumare pasti ricchi di carboidrati entro le prime 2 ore dal termine dell'attività fisica può massimizzare il ripristino del glicogeno. Gli atleti dovrebbero preferire carboidrati a rapido assorbimento, come pane bianco, pasta, riso o patate, soprattutto immediatamente dopo l'esercizio.

Le proteine svolgono un ruolo altrettanto importante nel recupero, in particolare per la riparazione e la ricostruzione dei muscoli danneggiati durante l'esercizio. Assumere una combinazione di carboidrati e proteine subito dopo una partita o un allenamento può migliorare l'efficacia del recupero muscolare e accelerare il ritorno alla piena capacità fisica. Gli alimenti ideali includono frullati proteici con aggiunta di frutta, yogurt con granola, o sandwich con petto di tacchino.

Oltre ai macronutrienti, l'idratazione è fondamentale per il recupero. Dopo una partita o un allenamento, gli atleti possono essere disidratati a causa della sudorazione intensa, e la reintegrazione dei liquidi è cruciale per il corretto funzionamento del corpo. Consumare acqua o bevande elettrolitiche entro le prime ore dopo l'attività fisica aiuta a ristabilire l'equilibrio idrico e previene la disidratazione. Gli

Fare clic qui per immettere testo.

elettroliti, come sodio e potassio, devono essere reintegrati per ripristinare il corretto equilibrio dei minerali e prevenire crampi muscolari o affaticamento precoce.

5: Integrazione per sport di squadra

Oltre a una dieta ben strutturata, gli integratori possono giocare un ruolo importante nel migliorare le prestazioni e il recupero negli sport di squadra. Alcuni integratori possono offrire benefici significativi per gli atleti che si allenano intensamente o partecipano a competizioni frequenti. Tra i più importanti per gli sport di squadra, ci sono gli aminoacidi a catena ramificata (BCAA), che aiutano a ridurre la fatica muscolare, migliorano la sintesi proteica e possono accelerare il recupero.

I BCAA sono particolarmente utili quando le partite o gli allenamenti sono ravvicinati, poiché supportano la riparazione muscolare e riducono il rischio di danni muscolari a seguito di sforzi intensi. Molti atleti trovano utile assumere BCAA prima, durante e dopo

Fare clic qui per immettere testo.

l'allenamento per migliorare la resistenza e prevenire la rottura muscolare durante esercizi prolungati.

Gli elettroliti sono un altro integratore essenziale per gli atleti di sport di squadra, in particolare durante i mesi più caldi o durante competizioni che comportano una sudorazione intensa. Gli elettroliti aiutano a mantenere l'equilibrio idrico del corpo e supportano la funzione muscolare e nervosa. Le bevande elettrolitiche possono essere particolarmente utili durante l'esercizio, mentre compresse o polveri elettrolitiche possono essere utilizzate dopo per accelerare il recupero.

Un altro integratore importante per gli atleti di squadra è la caffeina. La caffeina è stata ampiamente studiata per i suoi effetti sulla prestazione fisica, in particolare nel miglioramento della resistenza e della vigilanza. Per gli atleti di sport di squadra, che spesso devono rimanere attenti e reattivi durante l'intera durata di una partita, la caffeina può migliorare le prestazioni cognitive e ridurre la sensazione di fatica fisica. Tuttavia, la dose deve essere ben calibrata, poiché l'eccesso di caffeina può provocare nervosismo o interferire con il sonno, riducendo l'efficacia del recupero.

Fare clic qui per immettere testo.

Infine, i carboidrati a rilascio rapido in forma di gel o barrette possono essere utilizzati durante le partite o gli allenamenti intensi per mantenere alti i livelli di energia. Questi supplementi sono facilmente digeribili e possono fornire una rapida fonte di carburante per gli atleti che si trovano a metà di una partita o durante una sessione di allenamento particolarmente lunga.

In conclusione, l'alimentazione negli sport di squadra è fondamentale per ottimizzare le prestazioni e il recupero. Attraverso una dieta bilanciata, una gestione adeguata dell'idratazione e l'integrazione mirata, gli atleti possono ottenere risultati migliori sia in termini di prestazioni sul campo che di capacità di recupero tra allenamenti e partite.

Fare clic qui per immettere testo.

Capitolo 9: Nutrizione per il recupero e la prevenzione degli infortuni

1: Il ruolo della nutrizione nel recupero muscolare

Il recupero muscolare è una componente essenziale per gli atleti che si allenano con intensità e frequenza elevata. Senza un adeguato recupero, l'accumulo di fatica e lo stress sui muscoli può aumentare il rischio di infortuni e compromettere le prestazioni a lungo termine. La nutrizione gioca un ruolo fondamentale nel garantire un recupero muscolare efficace, ed è importante che gli atleti comprendano l'importanza di un'alimentazione bilanciata e del timing ottimale dei nutrienti.

Le proteine sono il principale macronutriente coinvolto nella riparazione e nel recupero muscolare. Gli aminoacidi, che costituiscono le proteine, sono necessari per ricostruire i tessuti muscolari danneggiati durante l'allenamento. In particolare, la leucina, un aminoacido essenziale, ha dimostrato di essere fondamentale nel promuovere la sintesi proteica muscolare. Per favorire un recupero ottimale, gli atleti dovrebbero mirare a consumare una fonte di proteine complete (contenenti tutti gli aminoacidi essenziali) immediatamente dopo l'allenamento. Fonti come carne magra, uova, latticini o proteine vegetali possono essere utili, ma la scelta migliore varia in base alle preferenze individuali e alle esigenze dietetiche.

I carboidrati sono altrettanto cruciali per il recupero, soprattutto per reintegrare le riserve di glicogeno muscolare esaurite durante l'attività fisica. Consumare una combinazione di carboidrati e proteine subito dopo l'allenamento può migliorare l'assorbimento di entrambi i nutrienti e accelerare il processo di recupero. Studi suggeriscono che una proporzione di 3:1 tra carboidrati e proteine può essere ottimale per ripristinare rapidamente i livelli di glicogeno e favorire la riparazione muscolare.

Oltre al tipo di nutrienti, il timing dell'assunzione è essenziale. Esiste una "finestra anabolica" subito dopo l'allenamento, durante la quale il corpo è

Fare clic qui per immettere testo.

particolarmente predisposto ad assorbire e utilizzare i nutrienti per il recupero. Gli atleti dovrebbero mirare a consumare un pasto o uno spuntino contenente proteine e carboidrati entro 30-60 minuti dalla fine dell'allenamento. Questo aiuta a massimizzare il processo di sintesi proteica e a ridurre il tempo necessario per recuperare completamente.

2: Alimenti anti-infiammatori

L'infiammazione è una risposta naturale del corpo allo stress fisico e agli infortuni. Tuttavia, un'infiammazione cronica o eccessiva può rallentare il recupero e aumentare il rischio di lesioni a lungo termine. Fortunatamente, la dieta può essere un potente strumento per gestire i processi infiammatori nel corpo.

Gli omega-3, presenti in alimenti come il pesce grasso (salmone, sgombro, sardine), semi di lino e noci, hanno dimostrato di possedere proprietà anti-infiammatorie. Questi acidi grassi essenziali aiutano a ridurre i livelli di citochine pro-infiammatorie nel corpo, diminuendo così l'infiammazione. Gli atleti possono beneficiare dell'integrazione di omega-3 nella loro dieta,

Fare clic qui per immettere testo.

specialmente nei periodi di intenso allenamento o in caso di recupero da un infortunio.

Un altro potente nutriente anti-infiammatorio è la curcumina, il composto attivo presente nella curcuma. La curcumina ha dimostrato di ridurre significativamente i marcatori infiammatori e può essere particolarmente utile per gli atleti che soffrono di infiammazioni articolari o muscolari croniche. Integrare la curcuma nella dieta, magari abbinata al pepe nero per aumentarne la biodisponibilità, può essere un'aggiunta efficace per la gestione dell'infiammazione.

Gli antiossidanti svolgono un ruolo cruciale nel proteggere le cellule dallo stress ossidativo causato dall'attività fisica intensa. Frutti come i mirtilli, i lamponi e le ciliegie, così come le verdure a foglia verde, sono ricchi di antiossidanti e possono contribuire a ridurre i danni cellulari post-esercizio. Alcuni studi hanno dimostrato che il consumo di ciliegie Montmorency, in particolare, può ridurre l'infiammazione muscolare e accelerare il recupero.

Fare clic qui per immettere testo.

3: Micronutrienti per la salute articolare e ossea

La salute delle articolazioni è fondamentale per gli atleti, in quanto il carico eccessivo o ripetitivo può causare lesioni o degenerazione articolare. Nutrienti specifici, come la vitamina D, il calcio e il magnesio, giocano un ruolo cruciale nel mantenimento della salute delle ossa e delle articolazioni.

La vitamina D è essenziale per l'assorbimento del calcio e il mantenimento della densità ossea. Molti atleti, specialmente quelli che si allenano al chiuso o in climi freddi, possono essere carenti di vitamina D, aumentando il rischio di lesioni ossee e fratture da stress. Fonti alimentari di vitamina D includono pesce grasso, uova e latte fortificato, ma in alcuni casi potrebbe essere necessario un integratore per garantire un apporto adeguato.

Il calcio, presente in latticini, verdure a foglia verde e alcuni pesci, è fondamentale per la forza delle ossa. Una

Fare clic qui per immettere testo.

dieta ricca di calcio può aiutare a prevenire fratture e lesioni ossee, soprattutto per atleti ad alto impatto come corridori o giocatori di basket.

Il magnesio è un altro minerale importante, essenziale per la funzione muscolare e nervosa, oltre che per la sintesi proteica. Il magnesio si trova in alimenti come noci, semi, cereali integrali e legumi, e un apporto adeguato può aiutare a prevenire crampi muscolari e lesioni.

4: Nutrizione per il recupero dagli infortuni

Quando un atleta si trova a dover affrontare un infortunio, una corretta nutrizione è essenziale per supportare il processo di guarigione e prevenire ulteriori complicazioni. Durante il recupero, il corpo necessita di un apporto calorico adeguato, non solo per sostenere le funzioni vitali, ma anche per fornire i nutrienti necessari per riparare i tessuti danneggiati e mantenere la massa muscolare.

Fare clic qui per immettere testo.

In primo luogo, l'apporto di proteine diventa ancora più cruciale. Durante il periodo di immobilizzazione, i muscoli tendono a ridursi a causa della mancanza di movimento e del minor utilizzo. Consumare quantità adeguate di proteine, preferibilmente di alta qualità, è fondamentale per ridurre al minimo la perdita di massa muscolare. L'assunzione proteica consigliata per chi sta recuperando da un infortunio può essere superiore rispetto alle normali raccomandazioni, con un focus su fonti complete di proteine come carni magre, pesce, uova e latticini. Per chi segue una dieta vegetariana o vegana, combinare diverse fonti proteiche vegetali, come legumi e cereali, può fornire un profilo aminoacidico completo.

Il secondo elemento importante è l'apporto calorico complessivo. Sebbene l'attività fisica sia ridotta durante il recupero, è comunque essenziale non ridurre drasticamente l'apporto calorico. Il corpo utilizza una grande quantità di energia per riparare i tessuti danneggiati e guarire, e tagliare troppe calorie potrebbe rallentare questo processo. È utile, quindi, continuare a fornire al corpo abbastanza energia per sostenere la guarigione, con un bilancio tra carboidrati, proteine e grassi sani.

Fare clic qui per immettere testo.

I micronutrienti giocano un ruolo chiave nel processo di guarigione. In particolare, il vitamina C e lo zinco sono cruciali per la sintesi del collagene, una proteina che supporta la riparazione dei tessuti connettivi. Il collagene è necessario per la rigenerazione di tendini, legamenti e cartilagini danneggiati. Fonti di vitamina C includono agrumi, peperoni e verdure a foglia verde, mentre lo zinco si trova in alimenti come carne rossa, semi di zucca e noci. Entrambi questi nutrienti devono essere presenti in quantità adeguate per facilitare un recupero rapido ed efficace.

Un altro aspetto da considerare durante il recupero dagli infortuni è il controllo dell'infiammazione. Sebbene l'infiammazione sia una parte naturale del processo di guarigione, un'infiammazione eccessiva o prolungata può rallentare la riparazione dei tessuti e aumentare il dolore. Gli atleti possono trarre beneficio dall'integrazione di alimenti anti-infiammatori, come pesce grasso ricco di omega-3, curcuma, zenzero e frutta ricca di antiossidanti. Questi alimenti possono aiutare a modulare la risposta infiammatoria, migliorando il comfort e accelerando il recupero.

Fare clic qui per immettere testo.

Infine, è importante ricordare che un infortunio può influenzare il benessere psicologico di un atleta. La mancanza di attività fisica e la frustrazione derivante dall'incapacità di competere o allenarsi al massimo possono portare a stress e ansia. Alcuni nutrienti, come il magnesio e le vitamine del gruppo B, possono supportare la salute mentale durante il periodo di recupero. Il magnesio, in particolare, aiuta a ridurre lo stress e promuove il rilassamento muscolare, mentre le vitamine del gruppo B sono essenziali per la produzione di neurotrasmettitori come la serotonina, che regolano l'umore.

5: Supplementi per il recupero e la prevenzione degli infortuni

Oltre a una corretta alimentazione, alcuni integratori possono essere utili per supportare il recupero e prevenire futuri infortuni. Gli integratori più comuni per migliorare la salute articolare e accelerare il recupero includono la glucosamina, la condroitina e il collagene.

Fare clic qui per immettere testo.

La glucosamina e la condroitina sono composti naturali che si trovano nelle cartilagini. Questi integratori sono ampiamente utilizzati per migliorare la salute articolare e ridurre il dolore associato a lesioni o usura della cartilagine. Sebbene l'efficacia vari da individuo a individuo, molti atleti trovano che questi integratori aiutino a ridurre l'infiammazione e migliorare la mobilità articolare, soprattutto nelle fasi di recupero da lesioni o in presenza di condizioni croniche come l'osteoartrite.

Il collagene è un'altra opzione efficace per supportare la salute delle articolazioni e la riparazione dei tessuti connettivi. Studi hanno dimostrato che l'integrazione di collagene può migliorare l'elasticità dei tendini e favorire la rigenerazione delle articolazioni danneggiate. Il collagene è spesso assunto insieme alla vitamina C, poiché questa vitamina è necessaria per la sintesi e la stabilizzazione del collagene nel corpo.

Per il supporto muscolare e la prevenzione degli infortuni, gli atleti possono anche trarre beneficio dall'integrazione di antiossidanti e omega-3. Gli antiossidanti, come la vitamina E e il coenzima Q10, aiutano a proteggere le cellule muscolari dallo stress ossidativo causato dall'allenamento intenso. L'omega-3,

Fare clic qui per immettere testo.

oltre alle sue proprietà anti-infiammatorie, può migliorare la salute del sistema cardiovascolare e ridurre il rischio di lesioni muscolari legate a uno squilibrio infiammatorio.

In conclusione, la nutrizione gioca un ruolo insostituibile sia nel recupero dagli infortuni che nella prevenzione di nuove lesioni. Fornendo al corpo i nutrienti giusti e integrando, se necessario, con supplementi specifici, gli atleti possono accelerare il processo di guarigione e tornare più velocemente alle loro attività, riducendo al contempo il rischio di futuri infortuni.

Fare clic qui per immettere testo.

Capitolo 10: Esempi di piani alimentari per diverse discipline sportive

1: Piano alimentare per sport di forza

Gli sport di forza, come il sollevamento pesi, il powerlifting e il bodybuilding, richiedono una dieta mirata per supportare la crescita muscolare, la forza e la capacità di recupero. In questo piano alimentare, l'accento è posto sull'apporto di proteine di alta qualità, un'adeguata assunzione di carboidrati per sostenere gli sforzi anaerobici e una quantità sufficiente di grassi sani per mantenere il funzionamento ormonale ottimale.

Distribuzione dei macronutrienti:

Proteine: Circa 1,6-2,2 grammi per chilogrammo di peso corporeo. Fonti come pollo, pesce, carne rossa magra, uova e proteine in polvere sono essenziali per

Fare clic qui per immettere testo.

favorire la sintesi proteica e prevenire il catabolismo muscolare.

Carboidrati: Rappresentano il 45-55% delle calorie totali. I carboidrati complessi, come avena, riso integrale, patate dolci e quinoa, forniscono l'energia necessaria per gli allenamenti ad alta intensità, mentre carboidrati semplici possono essere utilizzati nel post-allenamento per rifornire rapidamente il glicogeno muscolare.

Grassi: Il 25-35% delle calorie totali dovrebbe provenire da grassi sani, come avocado, olio d'oliva, frutta secca e semi, che sono essenziali per mantenere una produzione ormonale sana, compresa la produzione di testosterone.

Timing dei pasti: Il timing dei pasti è particolarmente importante per gli atleti di forza. Consumare una fonte di carboidrati e proteine prima dell'allenamento (circa 1-2 ore prima) aiuta a garantire che i muscoli abbiano energia disponibile per gli sforzi esplosivi. Nel post-

Fare clic qui per immettere testo.

allenamento, è cruciale consumare una combinazione di proteine e carboidrati per stimolare la sintesi proteica e ripristinare le riserve di glicogeno. L'assunzione proteica dovrebbe essere distribuita in più pasti durante la giornata per ottimizzare la sintesi muscolare.

Esempio di piano giornaliero:

Colazione: 4 uova strapazzate con spinaci, una fetta di pane integrale e una porzione di avocado.

Spuntino: Yogurt greco con frutta secca e semi di chia.

Pranzo: Pollo alla griglia con quinoa, broccoli al vapore e olio d'oliva.

Pre-allenamento: Frullato di proteine con una banana e burro di mandorle.

Fare clic qui per immettere testo.

Post-allenamento: Riso bianco con filetto di salmone e verdure al vapore.

Cena: Manzo magro con patate dolci e asparagi.

2: Piano alimentare per sport di resistenza

Gli atleti di resistenza, come i corridori di lunga distanza, i ciclisti o i triatleti, devono affrontare l'esaurimento delle riserve di glicogeno muscolare, la fatica e la necessità di un recupero efficiente. Una dieta per queste discipline deve garantire un elevato apporto di carboidrati per sostenere la performance e migliorare la capacità di resistenza.

Distribuzione dei macronutrienti:

Fare clic qui per immettere testo.

Carboidrati: Gli atleti di resistenza richiedono una quantità significativa di carboidrati, che dovrebbe rappresentare il 55-65% delle calorie totali. Fonti di carboidrati complessi, come riso, pasta integrale, avena, patate e frutta, sono essenziali per garantire un rilascio costante di energia durante l'attività fisica prolungata.

Proteine: Un apporto di 1,2-1,6 grammi di proteine per chilogrammo di peso corporeo è sufficiente per supportare la riparazione e il recupero muscolare, senza sovraccaricare l'apparato digerente.

Grassi: Il 20-30% delle calorie totali dovrebbe provenire da grassi sani, che forniscono una fonte di energia durante le fasi più lunghe dell'attività, oltre a supportare le funzioni cellulari.

Esempio di piano giornaliero:

Fare clic qui per immettere testo.

Colazione: Porridge di avena con frutti di bosco, semi di chia e una manciata di noci.

Spuntino: Barretta energetica a base di cereali integrali e frutta secca.

Pranzo: Pasta integrale con pollo alla griglia, pomodorini e olio d'oliva.

Pre-allenamento: Smoothie con banana, proteine in polvere e latte di mandorla.

Durante l'allenamento: Gel energetico e bevanda sportiva.

Post-allenamento: Panino con tacchino e avocado.

Cena: Risotto integrale con fagioli neri e verdure grigliate.

Fare clic qui per immettere testo.

3: Piano alimentare per sport misti (CrossFit, arti marziali)

Gli sport misti richiedono una combinazione di forza, resistenza e agilità, il che implica una necessità di adattare la dieta sia per fornire energia che per supportare il recupero muscolare. Gli atleti che praticano CrossFit, arti marziali o altri sport misti beneficiano di una dieta bilanciata che combina un apporto adeguato di carboidrati e proteine con un occhio attento al timing.

Distribuzione dei macronutrienti:

Proteine: 1,6-2 grammi per chilogrammo di peso corporeo per favorire il recupero muscolare e sostenere la crescita.

Fare clic qui per immettere testo.

Carboidrati: Rappresentano il 45-55% delle calorie totali. Carboidrati complessi come quinoa, riso integrale e patate dolci sono ideali per mantenere i livelli di energia.

Grassi: 25-30% delle calorie, preferendo fonti come frutta secca, olio d'oliva e semi.

Esempio di piano giornaliero:

Colazione: Omelette di uova con spinaci, pane integrale e una porzione di avocado.

Spuntino: Mandorle e yogurt greco con miele.

Pranzo: Pollo alla griglia con riso integrale e zucchine.

Fare clic qui per immettere testo.

Pre-allenamento: Barretta energetica o banana con burro di mandorle.

Post-allenamento: Frullato proteico con latte di mandorla e frutta.

Cena: Filetto di pesce con quinoa e verdure grigliate.

4: Piano per la perdita di grasso per atleti

La perdita di grasso per gli atleti richiede un equilibrio delicato tra il mantenimento delle prestazioni sportive e la riduzione del grasso corporeo. Il deficit calorico deve essere moderato per evitare la perdita di massa muscolare, e l'apporto proteico deve essere mantenuto elevato per sostenere la sintesi proteica e preservare la muscolatura. Inoltre, è fondamentale gestire accuratamente il timing dei nutrienti per supportare gli allenamenti e promuovere il recupero.

Fare clic qui per immettere testo.

Distribuzione dei macronutrienti:

Proteine: L'apporto di proteine dovrebbe essere relativamente alto, attorno ai 2-2,5 grammi per chilogrammo di peso corporeo, per mantenere la massa muscolare durante il deficit calorico.

Carboidrati: I carboidrati dovrebbero rappresentare circa il 30-40% delle calorie totali. I carboidrati complessi, come avena, riso integrale e patate dolci, dovrebbero essere distribuiti strategicamente, privilegiando i momenti prima e dopo l'allenamento per ottimizzare le prestazioni e il recupero.

Grassi: Il 25-30% delle calorie totali dovrebbe provenire da grassi sani, come olio d'oliva, avocado, frutta secca e semi. I grassi aiutano a mantenere l'equilibrio ormonale e forniscono una fonte di energia sostenibile durante la fase di perdita di grasso.

Fare clic qui per immettere testo.

Timing dei pasti: Durante la fase di taglio, il timing dei pasti diventa essenziale. Un pasto ricco di proteine e carboidrati prima dell'allenamento fornirà energia sufficiente per sostenere le prestazioni, mentre un pasto post-allenamento con una combinazione di carboidrati e proteine aiuterà nel recupero e nella sintesi proteica. È anche utile suddividere l'apporto calorico in pasti più piccoli e frequenti per mantenere un senso di sazietà e controllare meglio l'appetito.

Esempio di piano giornaliero:

Colazione: Omelette di albumi con spinaci e funghi, accompagnata da una fetta di pane integrale.

Spuntino: Fiocchi di latte con frutti di bosco e una manciata di mandorle.

Pranzo: Petto di pollo alla griglia con insalata di quinoa, cetrioli e pomodorini, condito con olio d'oliva.

Fare clic qui per immettere testo.

Pre-allenamento: Yogurt greco magro con banana e un cucchiaio di burro di arachidi.

Post-allenamento: Frullato proteico con proteine del siero di latte, latte di mandorla e una manciata di fragole.

Cena: Salmone al forno con broccoli al vapore e patate dolci.

5: Piano per l'aumento della massa muscolare (bulk)

L'aumento della massa muscolare richiede un surplus calorico gestito in modo strategico, con un focus su proteine di alta qualità e carboidrati per supportare allenamenti intensi e promuovere la crescita muscolare. Questo piano alimentare prevede una combinazione di alimenti densi di nutrienti e un timing adeguato per massimizzare il potenziale anabolico.

Fare clic qui per immettere testo.

Distribuzione dei macronutrienti:

Proteine: Gli atleti dovrebbero consumare tra 1,8 e 2,2 grammi di proteine per chilogrammo di peso corporeo per sostenere la crescita muscolare. Fonti di proteine di alta qualità includono carne magra, pesce, uova e proteine in polvere.

Carboidrati: I carboidrati dovrebbero rappresentare il 50-60% delle calorie totali, poiché sono essenziali per rifornire il glicogeno muscolare e fornire energia per gli allenamenti. Fonti ideali includono riso integrale, patate dolci, pasta integrale, avena e frutta.

Grassi: Il 20-30% delle calorie totali dovrebbe provenire da grassi sani, come avocado, olio d'oliva, frutta secca e semi, per sostenere le funzioni ormonali e garantire un apporto calorico sufficiente.

Fare clic qui per immettere testo.

Esempio di piano giornaliero:

Colazione: Porridge d'avena con proteine in polvere, burro di mandorle e frutta secca.

Spuntino: Smoothie con latte di mandorla, proteine del siero di latte, banana e una manciata di spinaci.

Pranzo: Pollo alla griglia con riso integrale e verdure al vapore, condito con olio d'oliva.

Pre-allenamento: Patate dolci con tacchino macinato e verdure miste.

Post-allenamento: Riso bianco con salmone e asparagi.

Cena: Manzo magro con quinoa e broccoli al vapore.

Fare clic qui per immettere testo.

Ogni piano è progettato per rispondere alle esigenze specifiche dell'atleta, tenendo conto del tipo di sport, del fabbisogno energetico e degli obiettivi di performance.

Fare clic qui per immettere testo.

Ringraziamenti

Grazie per aver dedicato del tempo a leggere questo libro. Spero sinceramente che le informazioni e le strategie condivise ti siano state utili nel comprendere l'importanza della nutrizione sportiva e nel migliorare le tue prestazioni. La tua passione per lo sport e il tuo impegno verso una vita sana sono elementi fondamentali per raggiungere i tuoi obiettivi.

Ti auguro il meglio nel tuo percorso sportivo e nella tua alimentazione. Ricorda che ogni passo verso una migliore nutrizione è un passo verso un miglioramento delle tue prestazioni. Buona fortuna e continua a perseguire i tuoi sogni sportivi!

Fare clic qui per immettere testo.

Se pensi che questo libro ti sia piaciuto e ti abbia aiutato ti chiedo solo di dedicare pochi secondi a lasciare una breve recensione su Amazon!

Grazie,

<u>Alessandro Rinaldi</u>

Fare clic qui per immettere testo.

Riflessione Finale

La nutrizione non è solo un supporto per le prestazioni sportive, ma un potente alleato per costruire una vita sana, equilibrata e soddisfacente. Ogni pasto che scegliamo è un'opportunità per migliorare il nostro corpo, rafforzare la nostra mente e avvicinarci ai nostri obiettivi. Alimentarsi bene significa onorare il nostro impegno verso noi stessi, verso ciò che desideriamo diventare, e verso il rispetto del nostro potenziale.

Attraverso questo libro, ho voluto fornire non solo strumenti pratici, ma anche una guida per sviluppare una consapevolezza alimentare. La vera forza non sta solo nei muscoli o nella resistenza, ma nella capacità di fare scelte quotidiane che riflettano il nostro desiderio di benessere e successo.

Ogni percorso è unico: che tu voglia guadagnare massa muscolare, perdere peso, migliorare le prestazioni o semplicemente sentirti più energico, la chiave è trovare un equilibrio che funzioni per te. Prendi spunto dalle ricette, applica i consigli, ma

Fare clic qui per immettere testo.

ricorda di ascoltare il tuo corpo: è il miglior alleato che hai.

Infine, non dimenticare che la nutrizione è un viaggio, non una destinazione. Abbraccia il processo, impara dai tuoi progressi e dalle tue sfide, e continua a evolvere.

Grazie per aver condiviso con me questo percorso verso un'alimentazione consapevole e uno stile di vita più sano.

Ricette bonus!!

Colazione:

1. Pancake Proteici:

Farina d'avena: 50 g

Albumi d'uovo: 100 g

Yogurt greco: 30 g

Fare clic qui per immettere testo.

Miele: 10 g

Cannella in polvere: 1 g

2. Smoothie Bowl ai Frutti di Bosco:

Yogurt greco: 100 g

Frutti di bosco misti (mirtilli, lamponi, fragole): 100 g

Fiocchi d'avena: 30 g

Semi di chia: 10 g

Miele: 5 g

3. Toast con Avocado e Uovo in Camicia:

Pane integrale: 1 fetta (circa 50 g)

Avocado: 50 g

Uovo: 1 (circa 60 g)

Sale e pepe: q.b.

Semi di sesamo: 5 g

4. Yogurt con Granola Fatta in Casa:

Yogurt greco: 150 g

Fare clic qui per immettere testo.

Granola fatta in casa (fiocchi d'avena, mandorle, noci, miele): 40 g

Fragole fresche: 50 g

5. Porridge di Avena con Banana e Noci:

Fiocchi d'avena: 50 g

Latte di mandorla: 200 ml

Banana a fette: 50 g

Noci tritate: 10 g

Miele: 5 g

6. Frittata con Spinaci e Pomodorini:

Fare clic qui per immettere testo.

Uova: 2 (circa 120 g)

Spinaci freschi: 50 g

Pomodorini: 30 g

Olio d'oliva: 5 g

Sale e pepe: q.b.

7. Smoothie Proteico al Cioccolato e Banana:

Banana: 50 g

Proteine in polvere al cioccolato: 20 g

Latte scremato: 200 ml

Avena: 20 g

Cacao amaro in polvere: 5 g

8. Crepes Integrali con Ricotta e Miele:

Farina integrale: 50 g

Fare clic qui per immettere testo.

Latte scremato: 100 ml

Uovo: 1 (circa 60 g)

Ricotta: 30 g

Miele: 10 g

9. Overnight Oats ai Mirtilli:

Fiocchi d'avena: 50 g

Latte di mandorla: 100 ml

Yogurt greco: 50 g

Mirtilli freschi: 50 g

Semi di chia: 5 g

10. Uova Strapazzate con Feta e Pomodori:

Uova: 2 (circa 120 g)

Fare clic qui per immettere testo.

Feta sbriciolata: 20 g

Pomodori a dadini: 30 g

Olio d'oliva: 5 g

Erba cipollina: q.b.

11. Frullato di Avocado e Spinaci:

Avocado: 30 g

Spinaci freschi: 50 g

Banana: 50 g

Latte di mandorla: 200 ml

Miele: 5 g

12. Bagel Integrale con Salmone e Formaggio Spalmabile:

Fare clic qui per immettere testo.

Bagel integrale: 1 (circa 60 g)

Salmone affumicato: 50 g

Formaggio spalmabile light: 20 g

Rucola: 10 g

Limone, succo: q.b.

13. Porridge di Quinoa con Frutta e Miele:

Quinoa cotta: 80 g

Latte di mandorla: 100 ml

Mela a dadini: 50 g

Noci tritate: 10 g

Miele: 5 g

14. Omelette con Funghi e Peperoni

Uova: 2 (circa 120 g)

Fare clic qui per immettere testo.

Funghi champignon a fette: 30 g

Peperoni a cubetti: 30 g

Olio d'oliva: 5 g

Sale e pepe: q.b.

15. Smoothie alla Fragola e Avena:

Fragole: 100 g

Avena: 20 g

Yogurt greco: 100 g

Latte scremato: 100 ml

Miele: 5 g

16. Waffle Integrali con Frutta Fresca:

Farina integrale: 50 g

Fare clic qui per immettere testo.

Latte scremato: 100 ml

Uovo: 1 (circa 60 g)

Frutta fresca mista (fragole, kiwi): 50 g

Miele: 5 g

17. Porridge di Amaranto con Cacao e Banana:

Amaranto cotto: 80 g

Latte di cocco: 100 ml

Cacao amaro in polvere: 5 g

Banana a fette: 50 g

Miele: 5 g

18. Toast alla Ricotta e Frutti di Bosco:

Pane integrale: 1 fetta (circa 50 g)

Fare clic qui per immettere testo.

Ricotta: 30 g

Frutti di bosco misti: 50 g

Miele: 5 g

Semi di chia: 5 g

19. Muffin di Avena e Banana:

Fiocchi d'avena: 50 g

Banana schiacciata: 50 g

Uovo: 1 (circa 60 g)

Yogurt greco: 20 g

Cannella in polvere: 1 g

20. Ciotola di Yogurt e Mango:

Yogurt greco: 150 g

Fare clic qui per immettere testo.

Mango a cubetti: 50 g

Fiocchi di cocco: 10 g

Noci tritate: 10 g

Miele: 5 g

Queste colazioni sono nutrienti e bilanciate, ideali per iniziare la giornata con energia e supportare gli obiettivi sportivi.

Pranzo

1. **Insalata di Pollo e Quinoa:**

Petto di pollo grigliato: 150 g

Quinoa cotta: 100 g

Spinaci freschi: 50 g

Pomodorini: 50 g

Olio d'oliva: 10 g

Fare clic qui per immettere testo.

Succo di limone: 5 ml

2. Pasta Integrale con Pomodoro e Tonno:

Pasta integrale: 80 g

Tonno al naturale: 100 g

Pomodorini: 80 g

Basilico fresco: 5 g

Olio d'oliva: 10 g

3. Riso Venere con Gamberi e Zucchine

Riso venere cotto: 100 g

Gamberi sgusciati: 120 g

Zucchine a dadini: 80 g

Olio d'oliva: 10 g

Prezzemolo tritato: 5 g

4. Tortino di Salmone e Patate Dolci

Fare clic qui per immettere testo.

Salmone al forno: 150 g

Patate dolci a cubetti: 100 g

Spinaci freschi: 30 g

Olio d'oliva: 5 g

5. Piadina Integrale con Tacchino e Avocado

Piadina integrale: 1 (circa 60 g)

Fesa di tacchino: 100 g

Avocado a fette: 50 g

Rucola: 20 g

6. Bowl di Riso e Verdure al Tofu

Riso basmati cotto: 100 g

Tofu: 80 g

Carote a julienne: 50 g

Edamame: 50 g

Salsa di soia: 5 ml

7. Insalata di Ceci e Verdure

Fare clic qui per immettere testo.

Ceci cotti: 120 g

Pomodori a cubetti: 50 g

Cetriolo a fette: 50 g

Olio d'oliva: 10 g

Origano: 2 g

8. Spaghetti di Zucchine con Pesto e Pinoli

Zucchine a spirale: 100 g

Pesto: 15 g

Pomodorini: 50 g

Pinoli: 5 g

9. Orzo con Feta e Verdure Miste

Orzo cotto: 100 g

Fare clic qui per immettere testo.

Feta sbriciolata: 30 g

Peperone rosso: 50 g

Olio d'oliva: 10 g

10. Risotto ai Funghi

Riso integrale: 80 g

Funghi champignon: 100 g

Parmigiano grattugiato: 10 g

Brodo vegetale: 200 ml

11. Frittata con Spinaci e Cipolle

Uova: 2 (circa 100 g)

Spinaci: 50 g

Cipolla a fette: 30 g

Olio d'oliva: 5 g

12. Insalata di Lenticchie e Pomodori

Lenticchie cotte: 120 g

Fare clic qui per immettere testo.

Pomodori a dadini: 60 g

Carote grattugiate: 30 g

Olio d'oliva: 10 g

13. Lasagna di Verdure

Sfoglie di pasta integrale: 80 g

Melanzane grigliate: 50 g

Zucchine grigliate: 50 g

Mozzarella light: 40 g

Salsa di pomodoro: 100 g

14. Pollo al Curry con Riso Basmati

Petto di pollo a cubetti: 150 g

Curry in polvere: 5 g

Riso basmati cotto: 100 g

Latte di cocco: 50 ml

15. Insalata di Rucola, Feta e Anguria

Rucola: 50 g

Fare clic qui per immettere testo.

Feta sbriciolata: 30 g

Anguria a cubetti: 100 g

Olio d'oliva: 5 g

Aceto balsamico: 5 ml

16. Zuppa di Ceci e Cavolo Nero

Ceci cotti: 100 g

Cavolo nero: 50 g

Carote: 50 g

Brodo vegetale: 200 ml

17. Burger Vegetale con Patate Dolci

Burger vegetale: 1 (circa 100 g)

Patate dolci al forno: 100 g

Lattuga: 20 g

Pomodoro: 30 g

18. Cous Cous con Verdure Grigliate

Cous cous integrale cotto: 100 g

Fare clic qui per immettere testo.

Zucchine grigliate: 50 g

Peperone grigliato: 50 g

Olio d'oliva: 10 g

19. Poke Bowl con Tonno e Riso

Riso bianco cotto: 100 g

Tonno crudo: 100 g

Avocado a cubetti: 50 g

Cetriolo: 30 g

Salsa di soia: 5 ml

20. Insalata di Orzo con Mozzarella e Pomodorini

Orzo cotto: 100 g

Mozzarella a cubetti: 30 g

Pomodorini: 50 g

Basilico fresco: 5 g

Olio d'oliva: 5 g

Fare clic qui per immettere testo.

Queste ricette sono tutte pensate per apportare un buon equilibrio tra macronutrienti e sono ideali per sostenere una dieta sportiva.

<u>Snack</u>

1. Barrette Energetiche Fatte in Casa

Fiocchi d'avena: 100 g

Burro di arachidi: 50 g

Miele: 30 g

Mandorle tritate: 20 g

Fare clic qui per immettere testo.

Cioccolato fondente (70%): 20 g

2. Yogurt Greco con Frutta e Noci

Yogurt greco magro: 150 g

Mirtilli: 50 g

Noci tritate: 15 g

Miele: 10 g

3. Smoothie Bowl al Cacao

Banana congelata: 100 g

Latte di mandorla senza zucchero: 150 ml

Cacao amaro in polvere: 10 g

Granola: 20 g

Scaglie di cioccolato fondente: 10 g

Fare clic qui per immettere testo.

4. Energy Balls

Datteri snocciolati: 100 g

Fiocchi d'avena: 50 g

Cacao amaro: 10 g

Mandorle: 30 g

Olio di cocco: 5 g

5. Hummus e Verdure

Hummus: 50 g

Carote a bastoncini: 50 g

Cetriolo a fette: 50 g

Peperoni a bastoncini: 50 g

6. Toast con Avocado e Uovo Sodo

Fare clic qui per immettere testo.

Pane integrale tostato: 1 fetta (50 g)

Avocado schiacciato: 30 g

Uovo sodo: 1 (50 g)

Sale e pepe: q.b.

7. Crackers Integrali con Ricotta e Miele

Crackers integrali: 4 (40 g)

Ricotta magra: 50 g

Miele: 10 g

8. Frutta Secca e Semi

Mandorle: 20 g

Noci: 20 g

Semi di zucca: 10 g

Uvetta: 20 g

9. Biscotti Proteici Fatti in Casa

Fare clic qui per immettere testo.

Farina d'avena: 100 g

Albume d'uovo: 50 g

Burro di mandorle: 30 g

Miele: 20 g

Cioccolato fondente: 20 g

10. Mini Wrap con Tacchino e Lattuga

Mini tortilla integrale: 1 (40 g)

Fesa di tacchino: 50 g

Lattuga: 20 g

Senape: 5 g

11. Pudding di Chia

Semi di chia: 30 g

Latte di cocco: 150 ml

Frutti di bosco: 50 g

Miele: 10 g

12. Panino Proteico con Tonno

Fare clic qui per immettere testo.

Pane integrale: 1 fetta (50 g)

Tonno al naturale: 50 g

Maionese light: 5 g

Spinaci: 20 g

13. Edamame Saltati con Sale Marino

Edamame (freschi o surgelati): 100 g

Sale marino: q.b.

14. Uova Sode con Semi di Zucca

Uova sode: 2 (100 g)

Semi di zucca: 10 g

Paprika: q.b.

15. Piadina con Formaggio e Prosciutto

Mini piadina integrale: 1 (50 g)

Fare clic qui per immettere testo.

Prosciutto crudo magro: 30 g

Formaggio spalmabile light: 30 g

16. Cioccolato Fondente e Mandorle

Cioccolato fondente (70%): 30 g

Mandorle: 20 g

17. Frullato di Fragole e Yogurt

Fragole fresche: 100 g

Yogurt greco magro: 150 g

Latte scremato: 50 ml

Miele: 10 g

18. Insalata di Frutta con Noci

Fare clic qui per immettere testo.

Mela: 50 g

Banana: 50 g

Fragole: 50 g

Noci: 20 g

Succo di limone: 5 ml

19. Crackers di Ceci con Guacamole

Crackers di ceci: 5 (40 g)

Guacamole: 50 g

20. Tacos di Lattuga con Pollo

Foglie di lattuga: 2 grandi (40 g)

Petto di pollo cotto a straccetti: 50 g

Salsa di yogurt magro: 10 g

Pomodorini: 30 g

Fare clic qui per immettere testo.

Questi snack sono facili da preparare e ideali per supportare obiettivi come la perdita di grasso, l'aumento della massa muscolare e il miglioramento delle performance.

Frullati

1. Frullato Proteico al Cacao

Latte scremato: 200 ml

Proteine in polvere al cioccolato: 30 g

Banana: 100 g

Cacao amaro: 5 g

Fare clic qui per immettere testo.

Burro di arachidi: 10 g

2. Frullato alla Fragola

Latte di mandorla senza zucchero: 200 ml

Fragole: 150 g

Yogurt greco magro: 100 g

Semi di chia: 10 g

Miele: 5 g

3. Frullato Verde Detox

Spinaci freschi: 50 g

Latte di cocco: 200 ml

Kiwi: 100 g

Avocado: 30 g

Succo di lime: 5 ml

Fare clic qui per immettere testo.

4. Frullato Post-Allenamento alla Vaniglia

Acqua: 200 ml

Proteine in polvere alla vaniglia: 30 g

Ananas: 100 g

Fiocchi d'avena: 30 g

Miele: 5 g

5. Frullato Energetico ai Frutti di Bosco

Latte scremato: 200 ml

Mirtilli: 50 g

Lamponi: 50 g

Yogurt greco magro: 100 g

Miele: 5 g

Fare clic qui per immettere testo.

6. Frullato alle Banane e Noci

Latte di soia: 200 ml

Banana: 120 g

Noci: 10 g

Cacao amaro: 5 g

Proteine in polvere neutre: 30 g

7. Frullato Tropicale

Latte di riso: 200 ml

Mango: 100 g

Papaya: 100 g

Succo d'arancia: 50 ml

Semi di lino: 10 g

Fare clic qui per immettere testo.

8. Frullato Cremoso al Burro di Mandorle

Latte di avena: 200 ml

Banana: 100 g

Burro di mandorle: 10 g

Proteine in polvere neutre: 30 g

Cannella: 1 g

9. Frullato alla Pesca

Latte scremato: 200 ml

Pesca fresca o congelata: 150 g

Yogurt greco magro: 100 g

Semi di chia: 10 g

Miele: 5 g

Fare clic qui per immettere testo.

10. Frullato Ricco al Caffè

Caffè freddo: 200 ml

Latte scremato: 100 ml

Proteine in polvere al caffè: 30 g

Banana: 80 g

Cacao amaro: 5 g

11. Frullato alla Mela e Cannella

Latte di mandorla: 200 ml

Mela: 100 g

Yogurt greco magro: 100 g

Cannella: 1 g

Fiocchi d'avena: 20 g

Fare clic qui per immettere testo.

12. Frullato Rinfrescante al Melone

Latte di cocco: 200 ml

Melone: 150 g

Succo di limone: 5 ml

Semi di lino: 10 g

13. Frullato Proteico al Cocco

Acqua di cocco: 200 ml

Proteine in polvere al cocco: 30 g

Ananas: 100 g

Yogurt greco magro: 50 g

Semi di chia: 10 g

Fare clic qui per immettere testo.

14. Frullato al Cioccolato Fondente

Latte scremato: 200 ml

Cacao amaro: 10 g

Cioccolato fondente (70%): 10 g

Banana: 80 g

Proteine in polvere al cioccolato: 30 g

15. Frullato alla Zucca e Spezie

Latte di mandorla senza zucchero: 200 ml

Polpa di zucca cotta: 100 g

Cannella: 1 g

Noce moscata: 0,5 g

Miele: 5 g

Fare clic qui per immettere testo.

16. Frullato ai Lamponi e Cocco

Latte di cocco: 200 ml

Lamponi: 100 g

Yogurt greco magro: 50 g

Semi di chia: 10 g

Miele: 5 g

17. Frullato alla Vaniglia e Frutta Secca

Latte di riso: 200 ml

Proteine in polvere alla vaniglia: 30 g

Noci: 10 g

Mirtilli: 50 g

Fiocchi d'avena: 20 g

Fare clic qui per immettere testo.

18. Frullato al Pistacchio

Latte di soia: 200 ml

Pistacchi sgusciati: 10 g

Yogurt greco magro: 100 g

Miele: 5 g

19. Frullato alla Ciliegia

Latte scremato: 200 ml

Ciliegie snocciolate: 150 g

Yogurt greco magro: 50 g

Semi di lino: 10 g

20. Frullato per il Recupero

Latte scremato: 200 ml

Banana: 100 g

Proteine in polvere alla fragola: 30 g

Fiocchi d'avena: 30 g

Miele: 5 g

Fare clic qui per immettere testo.

Questi frullati sono pensati per essere veloci da preparare, gustosi e adatti a supportare obiettivi di aumento di massa, perdita di grasso o miglioramento delle performance.

Fare clic qui per immettere testo.